熟練看護師のプロの技見せます！

慢性看護の患者教育

患者教育研究会 代表
日本赤十字北海道看護大学 学長・教授
河口てる子 編

患者の行動変容につながる
「看護の教育的関わりモデル」

はじめに：「看護の教育的関わりモデル」開発から23年

　今年23年目になる私たち「患者教育研究会」は、1994年に行われた日本看護科学学会研究推進委員会主催の研究討論会「患者教育、指導方法」をきっかけに結成されました。この研究会は、メンバーの「看護師による患者教育をもっとよくしたい」「効果的な患者教育とは何かを明らかにしたい」という熱意に支えられ、思いのほか長く、活発に続けられることになりました。

　メンバーは、毎月1回東京で、時にメンバーの所属大学で、十数回は雑音の入らない研修所等で2泊3日の合宿を行いながら、北は北海道、南は九州博多から集まり討議しました。この23年間は、あっという間の、しかし常に新しい発見のある充実した時間でした。

　研究の最初の切り口は、「ある熟練看護師が関わると、なぜか患者が行動変容する」、「それはいったいどのような関わり、教育方法なのか」、「それらを記述、分析、抽出すれば効果的な患者教育が見えてくるのではないか」という期待でした。看護研究者と実践家が一緒になって、いくつもの教育事例を分析・討議した結果、患者を行動変容に導いたいくつかの看護行為要素（概念）が抽出されました。また、抽出された概念間の関係を議論するうちに、概念間の関係性が図式化され、それは当初「患者教育のための看護実践モデル」の名称で、後に「看護の教育的関わりモデル」に変更し発表しました。

　分析は現在も続いていますが、モデル図、概念、定義の変更・追加は看護系学会等で発表し、雑誌に掲載してきました。2003年に『看護研究』、2006年『プラクティス』、2006年『看護学雑誌』、2011年『ナーシング・トゥディ』などです。今回、研究の集大成として、これらに手を加えて一冊の本にまとめました。今後もモデルは修正を加えられ更新されていくと思います。どうぞ、忌憚のないご指摘、ご批判を賜りたく、お願い申し上げます。

　2017年12月

患者教育研究会代表　　河口てる子

Contents

はじめに：「看護の教育的関わりモデル」開発から23年……… 1

執筆者一覧……… 4

本書の特徴……… 6

第1部 理論編

第1章 教育的実践力を高めるモデル —— 8
「看護の教育的関わりモデルver. 8.0」の概要、開発プロセス

第2章 とっかかり プロの目と耳 —— 25
とっかかり／手がかり言動とその直感的解釈

第3章 生活の中のこだわり —— 34
生活者としての事実とその意味

第4章 ガッテン！ ガッテン！ 腑に落ちた —— 45
病態・病状のわかち合いと合点化

第5章 療養法の看護流アレンジ —— 52
治療の看護仕立て

第6章 実はあなたも使っている3つの技法の道具箱 —— 60
教育的関わり技法

第7章 関係性をつなぐ熟練看護師の雰囲気 —— 65
患者教育専門家として醸し出す雰囲気
（PLC：Professional Learning Climate）

第8章 対象者の変化 —— 73

第2部 事例編 プロの技見せます

第1章 通院を中断していた2型糖尿病患者 —————— 78

第2章 頻回のインスリン注射を嫌がる糖尿病患者 —————— 86

第3章 生活の様子がわかりにくい認知症患者 —————— 94

第4章 頑なに「透析だけはしたくない」と
繰り返す腎臓病患者 —————— 102

第5章 水分管理ができない透析導入患者 —————— 110

第6章 急性心筋梗塞を再発した働き盛りの患者 —————— 118

第7章 「苦しくないから」と酸素を使わないCOPD患者 —————— 128

第8章 治療の選択を迫られているがん患者 —————— 136

第9章 つらそうなのにレスキューを使わないがん患者 —————— 146

第10章 ナースコールを繰り返すALS患者 —————— 155

第11章 出血性胃潰瘍により緊急入院した患者 —————— 163

資料 患者教育シナリオ……… 172

索引……… 182

執筆者一覧

第1部 理論編

編集　河口てる子　安酸史子

執筆　河口てる子　　安酸史子　　大池美也子　　林　優子　　下村裕子
　　　岡　美智代　　小林貴子　　小長谷百絵　　近藤ふさえ　　東　めぐみ
　　　伊波早苗　　　太田美帆　　井上智恵　　　小田和美　　　横山悦子
　　　滝口成美　　　長谷川直人　小平京子　　　大澤栄実　　　伊藤ひろみ
　　　恩幣宏美　　　道面千恵子

第2部 事例編

編集　太田美帆　長谷川直人　滝口成美　下村裕子

執筆　第1章　太田美帆
　　　第2章　小田和美
　　　第3章　小長谷百絵　小平京子
　　　第4章　井上智恵
　　　第5章　林　優子
　　　第6章　恩幣宏美　太田美帆
　　　第7章　小林貴子　横山悦子
　　　第8章　大池美也子
　　　第9章　近藤ふさえ
　　　第10章　小平京子　小長谷百絵
　　　第11章　東　めぐみ

イラスト　オズジャン日香理

患者教育研究会メンバー

代表　**河口てる子**　日本赤十字北海道看護大学 学長・教授

安酸史子　防衛医科大学校医学教育部看護学科 教授

大池美也子　国際医療福祉大学福岡看護学部 学部長・教授

林　優子　元 大阪医科大学看護学部 学部長・教授

岡　美智代　群馬大学大学院保健学研究科 教授

小長谷百絵　上智大学総合人間科学部看護学科 教授

小林貴子　横浜創英大学看護学部 教授

近藤ふさえ　順天堂大学保健看護学部看護学科 教授

小田和美　札幌市立大学看護学部 教授

小平京子　関西看護医療大学看護学部看護学科 学科長・教授

東　めぐみ　東京都済生会中央病院 副看護部長 兼 看護キャリア開発室長・慢性疾患看護専門看護師

伊波早苗　草津総合病院 慢性疾患看護専門看護師

井上智恵　大阪医科大学附属病院 慢性疾患看護専門看護師

下村裕子　元 日本赤十字看護大学看護学部 講師

横山悦子　順天堂大学保健看護学部看護学科 先任准教授

太田美帆　東京家政大学看護学部 講師

長谷川直人　自治医科大学看護学部 講師

滝口成美　大森赤十字病院 看護師

大澤栄実　独立行政法人国立病院機構名古屋医療センター 慢性疾患看護専門看護師

恩幣宏美　群馬大学大学院保健学研究科 准教授

道面千恵子　九州大学大学院医学研究院保健学部門 助教

伊藤ひろみ　元 砂川市立病院 看護部長

下田ゆかり　杏林大学医学部付属病院看護部 糖尿病看護認定看護師

本書の特徴

第1部 「看護の教育的関わりモデル」の概要（第1章）と、モデルを構成する7つの概念（第2〜8章）について説明しています。

第2部 モデルがどのように実践されているかを、熟練看護師の教育的関わり事例を通して説明しています。ここでは、「看護の教育的関わりモデル（TKモデル）」を実践している熟練看護師を「TK看護師」としています。

主な構成

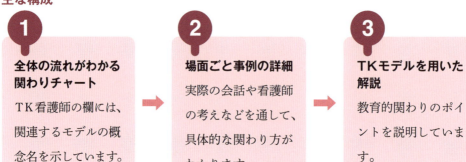

1 全体の流れがわかる関わりチャート
TK看護師の欄には、関連するモデルの概念名を示しています。

2 場面ごと事例の詳細
実際の会話や看護師の考えなどを通して、具体的な関わり方がわかります。

3 TKモデルを用いた解説
教育的関わりのポイントを説明しています。

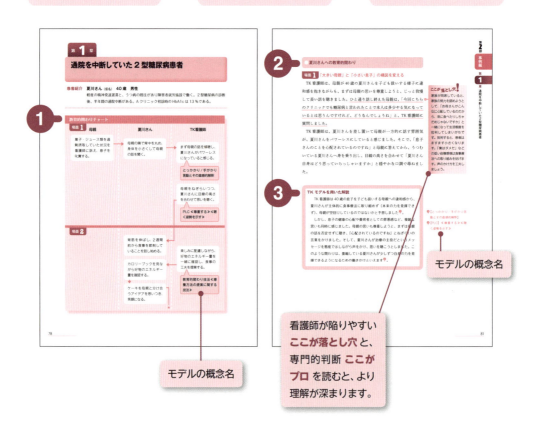

モデルの概念名

看護師が陥りやすい**ここが落とし穴**と、専門的判断**ここがプロ**を読むと、より理解が深まります。

モデルの概念名

第**1**部

理論編

第 **1** 章

教育的実践力を高めるモデル
「看護の教育的関わりモデル ver. 8.0」の概要、開発プロセス

1 どうすれば効果的な患者教育になるのか

　慢性疾患、特に生活習慣病は、病気をコントロールするために患者による治療の自己管理を必要とします。多くの患者は、生活習慣病の治療に薬を飲むだけでなく、食事療法や運動が必要なことは知っていますが、詳しい内容や方法を知っているわけではありません。患者に自己管理の方法を教えるのが患者教育ですが、その成否はいかに看護師が患者の生活に即した内容・方法とするかに左右されると言っても過言ではありません。

　しかし患者教育は、残念なことにどのように教えるかに関して長い間検討されず、医師や看護師、栄養士らが専門教育で受けてきた系統的な教育方法で行われてきました。例えば糖尿病教育は、「糖尿病とは」から始まり、病態、診断、治療、治療に対する看護の順番で知識・情報を提供するという情報提供型の方法でした。しかし、患者は知識を得ることはできるものの、生活習慣を修正するまでには至らず、短期の行動変容はあっても、半年、1年もすれば元の生活習慣に戻ってしまう患者がほとんどでした。

　このように、自己管理ができず疾患のコントロール状態が悪いと、多くの医師や看護師は、できないのは患者のせいだと、患者を責めたものでした。時には「意欲のない患者」とレッテルを貼って済ませてしまいがちでした。

　なぜ、患者は自己管理ができないのか、どうすれば患者が行動変容し、自己管理ができるようになるのか。この命題は、患者教育に関わる医療者の共通の課題でした。

2 「看護の教育的関わりモデル」の成り立ち

1）患者教育研究会の発足

　このように患者教育がまだ混とんとしていた1993年、当時、日本で唯一の正式な看護の学術団体として日本学術会議から承認されていた日本看護科学学会では、研究活動委員会が看護界で研究を推進すべきテーマを検討していました。委員会は、それを会員へのアンケート調査で抽出し、1994年に研究討論会をテーマ別に開催しました。「患者教育、患者指導方法」は、「看護教育の教育技術」な

ど7つの研究テーマの1つとして選出され、研究討論会では公募に応じた学会員が学士会館別館に集まり研究を模索しました。研究討論会後、「患者教育」に集まった参加者は、患者教育研究会（河口てる子代表）を結成し（1994年7月〜）、効果的な患者教育を模索する研究を開始しました。

当時の患者教育研究会メンバーは、40歳前後の若手研究者が中心で、領域も慢性看護学領域だけでなく、クリティカル看護学や母性看護学領域の研究者も含まれていました。その後、研究会は、若い研究者や専門看護師・認定看護師などの臨床看護師を加えながら23年間研究を継続し、「看護の教育的関わりモデル」の構築へと発展しました。

2) 事例の分析

最初の研究の糸口は、「熟練看護師が行っている教育では、しばしば患者が自己管理に向かって（自主的に）行動変容している」「しかも、患者はその看護師に絶対の信頼を置くようになる」という気づきでした。その気づきから、行動変容のきっかけとなった熟練看護師の患者教育を具体的に記述し分析すれば、効果的な患者教育の方法を明らかにできるのではないかと考えたのです。そのため、まずはこれら熟練看護師の「技」を記述・分析し、その要素を抽出することにしました[1]。

看護師による患者教育事例を158事例収集し、私たち看護研究者・臨床看護師集団が1つ1つ分析しました。分析に用いられた事例は、プロセスレコードのようなフォーマットで記述され、記述様式は、薄井坦子氏（1997年3月まで会員）の事例用紙を修正し使用したものでした。この様式は、「患者の反応」をA、「看護師の判断、およびその根拠となったデータ・情報」をB、「看護師の行動・ケア（教育）」をCとし、患者の反応を中心に患者行動・心理、および看護師との関わりをトピック・場面単位で記載しました。Aの患者の反応では言動・表情・状況他を記入し、Bでは看護師が感じたこと、考えたこと、その意図、およびその根拠となったデータと情報を記載、Cは実際に行った教育内容を記載するように設定しました。

この23年の間に分析を行ったメンバーは55名で、現在の会員数は23名です。1回の分析に集まる会員数は、最少5名、最多21名、平均すると12.5名で、看護研究者（教育分野）が6割強、臨床看護師が3割、その他大学院生等が少々です。毎月1回、東京の会場か会員の所属施設等に集合し、時に2泊3日の集中討議をするなど検討を続けました。メンバーの所属や身分・職位は次々と変わり、専門看護師や認定看護師が新規に加入するなどしましたが、当初から

研究者と実践家との協働で研究を続けたのが特徴でもありました。

3) モデルの発表

　このようにして開発されたモデルは日本看護科学学会などの看護系学会で発表したり、看護雑誌に掲載したり、公開講座を開催したりして公開しました。妥当性や使い勝手を知るために臨床看護師から広く意見を求め、日本看護科学学会学術集会では、第19・20・25・29回に演題発表し、第26・33回には交流集会を行いました。日本慢性看護学会では、第2回に研究交流ワークショップ、日本糖尿病教育・看護学会学術集会では、第17回にシンポジウム、第19・34回には演題発表を行っています。

　日本糖尿病学会の教育講演会である「糖尿病学の進歩」では、第42回（2008年）の教育講演として、同一会場で朝9時から午後4時まで6時間を連続で使ってモデルの各概念を説明する機会を与えられました。また、研究会主催の公開講座も東京・弘前・福岡・京都と4カ所で開催してきました。

3 ｜ 概念の抽出とモデルの変遷

　看護研究者と実践家が一緒になっていくつもの教育事例を分析・討議していく中で、患者が変わっていくことになった7つの主要構成概念が抽出されました。

- とっかかり／手がかり言動とその直感的解釈
- 生活者としての事実とその意味
- 病態・病状のわかち合いと合点化
- 治療の看護仕立て
- 教育的関わり技法
- 患者教育専門家として醸し出す雰囲気（Professional Learning Climate）
- 対象者の変化

　これらの概念は、概念そのものが抽出・検討されただけでなく、概念間の関係性から、最初「患者教育のための『看護実践モデル』Version 1」として図式化されました。モデルは何回かの改定を経て、Ver.4からは「看護の教育的関わりモデル」と名称変更され、現在Ver. 8.0に至っています[1~5]。モデルの形を大きく変えたり概念名を変えたりしたのが7回、概念の定義など小改正をしたのが多数あり、図1~8のように変遷を遂げました。概念分析および内容の深化とともに、それぞれの概念にも看護行為のプロセスがあることが明らかになりました。

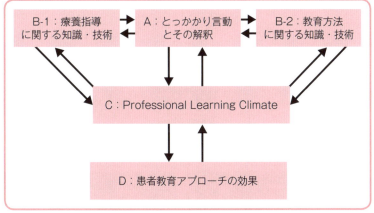

図1 | 患者教育のための「看護実践モデル」Version 1

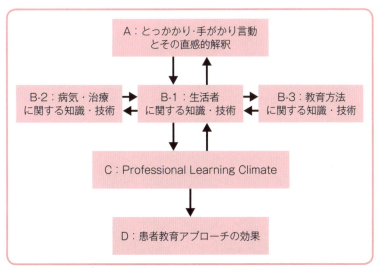

図2 | 患者教育のための「看護実践モデル」Version 2

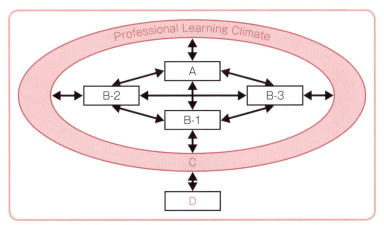

図3 | 患者教育のための「看護実践モデル」Version 3

A：とっかかり／手がかり言動とその直感的解釈、B-1：生活者に関する知識・技術、B-2：病気・治療に関する知識・技術、B-3：教育方法に関する知識・技術、C：Professional Learning Climate、D：患者教育アプローチの効果

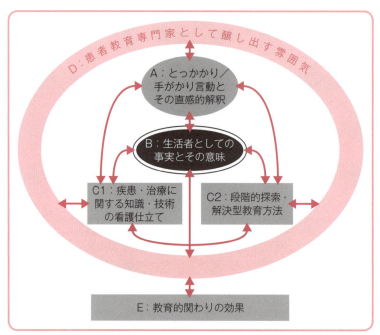

図4 看護の教育的関わりモデル Version 4.1（通称：TK モデル）

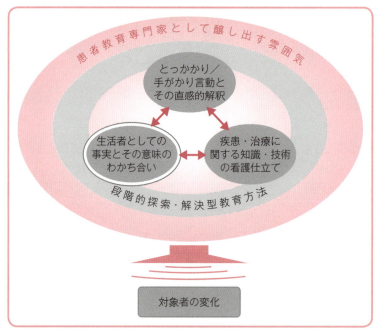

図5 看護の教育的関わりモデル Version 5.0（通称：TK モデル）

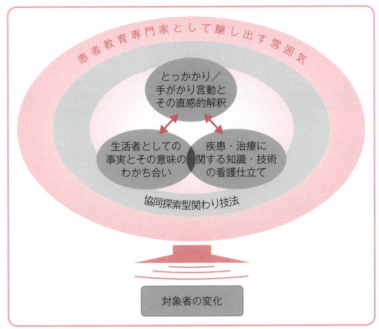

図6 | 看護の教育的関わりモデル Version 6.1（通称：TK モデル）

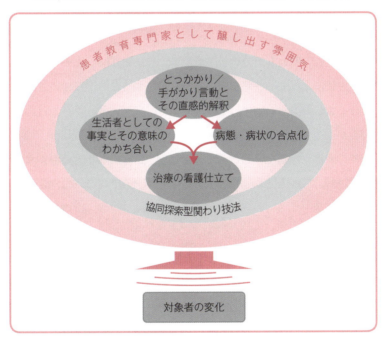

図7 | 看護の教育的関わりモデル Version 7.0（通称：TK モデル）

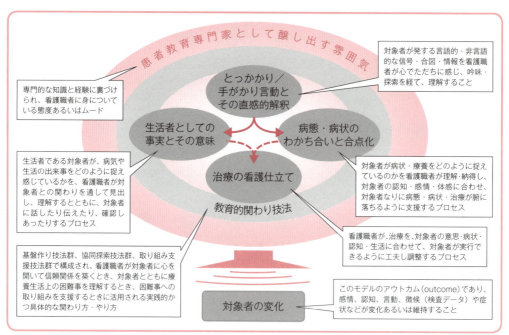

図8｜看護の教育的関わりモデル Version 8.0（通称：TKモデル）

1）第1期

　まず熟練看護師の関わりを分析するために、熟練看護師が患者の言動（とっかかり言動）で気になって取りかかった場面を記述することから始め、場面単位での分析を行いました。その結果、その場面での出来事（とっかかり言動と看護師の声かけ）が、その後の関わりの手がかりとなり、患者の反応、教育的関わり、患者の認知の変化、行動変容となっていました。とっかかり言動をきっかけとして、熟練看護師の直感とその瞬時の解釈から患者に関わるようになったのです。そこで、この現象を「とっかかり／手がかり言動とその直感的解釈」と命名し、概念化しました。

　次に、とっかかり言動をきっかけとした熟練看護師の関わりの中で、患者がつい本音を言ってしまう看護師の雰囲気が注目されました。熟練看護師が漂わせる雰囲気は、患者の疾患・治療・医療者などに対する負の感情や認知、行動を引き出し、次のケアへとつながっていきました。そこで、この看護師の雰囲気を「患者教育専門家として醸し出す雰囲気（Professional Learning Climate）」と名づけました。特に患者が病気を受容できていない場合や治療・検査に不満がある場合、医師など病院関係者への不信感のある場合には、本音が出やすいこの雰囲気は重要で、効果に顕著な差として現われました。

2) 第Ⅱ期

　やがて、患者が行動変容した関わりには、いずれも看護師が患者の生活習慣や価値観に配慮し、それに基づいて療養生活を支援したときであったことが明らかになりました。患者の行動変容の鍵は、患者の生活実態（生活の事実）そのものを看護師が知ることでなく、その習慣・生活（生活信条、価値観）を患者がどれだけ大切にしているか、こだわっているかに看護師が気づき、理解し、受け入れることにありました。生活習慣に対する患者のこだわりは、時に本人自身も気づいていないことが多く、患者の語りの中から看護師が見出し、患者に伝え、相互に共有していました。このようなプロセスを経て、患者の認知の変化や行動変容がもたらされていたのです。そこで、この看護現象を「生活者としての事実とその意味のわかち合い」と命名しました。その後、「わかち合い」の部分が、後に抽出された「病態・病状のわかち合いと合点化」と重なることから、「生活者としての事実とその意味」に修正されました。

3) 第Ⅲ期

　さて、患者の療養生活を支援するには、看護師に医学的な知識・技術が不可欠であり、当初は教科書的知識・技術を想定していました。しかし熟練看護師は、それをはるかに上回る専門医並みの知識・技術を用いて、患者の生活上のこだわりに配慮しながら治療のアレンジを行っていました。例えば、朝食後のインスリン注射（1回／日）を受け入れられない患者に夕食後の注射を提案するなど、治療のアレンジを医師に提案して受け入れられ、実行されていました。アレンジされた治療は生活習慣にマッチし、患者の治療への参加を促しコントロールが改善するなど、生活の質（QOL）を高めていました。そこでこの現象を「治療の看護仕立て」と命名しました。この当時、厚生労働省を中心として看護師による医行為の検討が盛んになっていたこともあり、看護師が医行為に踏み込むような概念名であっても、臨床看護師に受け入れられるであろうと見込みました。

4) 第Ⅳ期

　第Ⅲ期の終わり、そろそろこのモデルの概念は出尽くした（飽和した）だろうと、メンバーの誰もが考えていました。最後の概念だと思って看護仕立ての学会発表の検討をしていたとき、患者に感情面や生活上のこだわりがあるにしても、いつも治療のアレンジができるわけではなく、それでも看護師は関わりをもっていると臨床のメンバーが指摘しました。腎不全などの患者が血液透析や腹膜透析を受け入れられないからといって、それに代わる治療方法があるわけでなく、看護師は患者の病気と治療の受容を目的にあれこれ工夫をしながら関わりを持ち続

け、その関わりにより、患者の病気や治療への認知が改まり、治療の受け入れへと変化していることがあったのです。この現象については、臨床看護師にとって当たり前で特筆すべきことだとは思わず、当初病状や治療に関する説明の工夫程度に思われていました。しかし、看護師がどのように関わり、患者が治療に納得し（合点し）、治療を受け入れたのかを詳細に分析するに従い、単に説明の工夫程度ではない熟練看護師の技が隠れていることがわかりました。そこで、これを「病態・病状のわかち合いと合点化」と命名しました。

　概念名の最初の部分に「病態・病状のわかち合い」とあるのは、患者が病状を理解・納得し治療を受け入れるには、まず看護師が、患者がどのように病状を理解しているかについて理解・納得しておかなければならないからです。看護師が「患者さんは病状をこのように思っていたのだ、だから透析を受け入れたくないのだ」と心底患者の言動に納得し、それを患者に伝えることにより、患者は看護師に理解してもらったと感じます。それが患者と看護師の「病態・病状のわかち合い」です。わかち合いは患者を孤独から救い、わかってもらった安心から看護師の説明を受け入れる素地となります。そのうえで、看護師が患者に卓越した手法で病状・治療を説明すると、患者は病状理解と治療の必要性について心から「わかった」と納得（合点）するのです。これこそが合点化のプロセスです。

5）第Ⅰ～Ⅳ期を通して

　熟練看護師の教育的関わりでは、上記「とっかかり／手がかり言動とその直感的解釈」「生活者としての事実とその意味のわかち合い」「治療の看護仕立て」「病態・病状のわかち合いと合点化」のどの概念（現象）においても、それぞれのプロセスがありました。「とっかかり／手がかり言動とその直感的解釈」では、とっかかり言動から始まる原因探索・追求のプロセス、「生活者としての事実とその意味のわかち合い」では生活習慣から患者のこだわりを見出すプロセス、「治療の看護仕立て」では患者のこだわりを尊重した治療に修正していくプロセス、そして「病態・病状のわかち合いと合点化」では合点化のプロセスが行われていました。

　そして、各概念における関わりは具体的な技法によって実施されていました。抽象的な方法論でなく、目に見える形の技法が実践で役に立つとの判断から、具体的な技法の収集があらゆる場面のすべての概念の事例分析でもなされました。技法に対する概念名は、「教育方法に関する知識・技術」から「段階的探索・解決型教育方法」、「協同探索型関わり技法」と変遷し、現在は「教育的関わり技法」と命名されています。技法は、「基盤作り技法群」「協同探索技法群」「取り

組み支援技法群」の３群に分類され、それぞれの群に「寄り添い技法」「呼び水技法」などの具体的技法が集められています。

最後に、モデルによる効果が、「対象者の変化」によって現わされます。変化の分類として、血糖コントロール状態などの検査データの変化はごく一部で、看護師として患者の「感情」「言動」「認知」「表情」「徴候（検査データ）や症状」「環境」など、広範囲に着目しています。

このような看護師の良質なケア・関わりが、患者のより健康的な生活行動や豊かな QOL に向けての変化を引き出す可能性があると考えています。しかし、その変化は患者の気づきと意思決定によるもので、看護師はそれをサポートしているに過ぎません。ですから、このモデルにおいて看護師のケアと（患者の）変化は直に結びついているものでないと判断しています。ゆえに、このモデル図では、看護師の関わり・ケアは、音響のように間接的に患者に変化をもたらしていることを表しています（図8）。

4 モデルの前提となる人間観

看護の教育的関わりモデルは、看護師の教育実践力を高めることを目的に、熟練看護師の高度な教育実践を記述・分析し、可視化したモデルです。この研究を開始したときからずっと、研究会のメンバー間では、患者教育の対象となる「人」に対するある共通の考えをもって討議しています。すなわち、人は、①主体的な存在である、②一人ひとりは異なっている、③自分自身で変わる存在である、という人間観です。この人間観では、「人が人を変えるのではない、人は自ら気づき、そして行動する存在である」ので、その気づきや行動の手助けをするのが、患者教育における看護師の役目だと考えています。ゆえに、このモデルにおいて看護師は、患者と相互主体的に関わり合いながら、患者の生活者としての価値観を尊重し、看護の専門的能力を駆使して、生活と健康を支援することになります。

5 構成概念間の関係と概略

モデルを構成している７つの概念はどのような関係にあるのでしょうか。まず「とっかかり／手がかり言動とその直感的解釈」は、「生活者としての事実とその意味」「病態・病状のわかち合いと合点化」により「治療の看護仕立て」を発展させる糸口です。そして「生活者としての事実とその意味」により浮き彫りになった生活者としての事実とその意味が尊重されて、「治療の看護仕立て」に

つながります。また、「病態・病状のわかち合いと合点化」により患者の病態や治療への理解と納得が得られ、より積極的に療養を行う機会となります。「教育的関わり技法」は、これら4つの概念の中で活用される具体的な技法であり、「患者教育専門家として醸し出す雰囲気」は、それぞれの機能を増幅させ促進する役割を果しています。これら看護師の良質な教育的関わりにより、「対象者の変化」がもたらされます。

　つまり、患者のより良い健康に向かって、患者との関わりの中で看護師が「あれっ？」と思ったそのときから、看護のあらゆる場面において看護師が患者に関心を寄せて関係性をはぐくみ、病気や治療を理解し受け止め、患者の生活習慣やこだわりに耳を傾け、理解・尊重し、機会をみながら患者とともにその人の療養法を見出し、時には治療のほうを患者の習慣に引き寄せるように修正することにより、患者の変化がもたらされます。

　以下に7つの概念の定義と概略を説明します。

1）とっかかり／手がかり言動と直感的解釈

　とっかかり／手がかり言動と直感的解釈の定義は、「対象者が発する言語的・非言語的な信号・合図・情報を看護職者が心でただちに感じ、吟味・探索を経て、理解すること」としました。「看護の教育的関わりモデル」の入り口となる概念であり、その後の患者の変化へと発展するきっかけとなるものです。

　「とっかかり／手がかり言動」は、患者が意図的にあるいは無意図的に発する言語的・非言語的な信号・合図・情報であり、患者の療養を阻害しているであろうと看護師がとっさに捉えた言動や態度のことです。「とっかかり」とは、手がかり、手始め、とりつきの意味で、「手がかり」には、物事を始める、または解決する糸口などの意味があり、看護師が瞬時に次のアプローチの方策を選択し得る患者の言語的・非言語的サインです。患者が発した「とっかかり／手がかり言動」は、看護師の中に意味づけられ、蓄積された経験に共鳴したかのように瞬間的に「アッ何か変だ」「おやっ」「ここが重要だ」などの感覚を伴った解釈を呼びます。このように看護師が心でただちに感じ、瞬間的に看護師が理解することを直感的解釈といいます。

　とっかかり／手がかり言動の例には、「わかっています」「知っているからもういいです」など看護師の関わりに抵抗を示す表現や、「私みたいなのはあまりいないでしょう」など探りを入れる表現、「そのへんはあんまり」など問題の追及をかわす表現などがあります。また、表情が硬く口数が少ない、あるいは逆に多弁である場合や、涙を流す、うつむくなどの感情を表す態度などがあり、看護師

のそれまでの経験や知識と照らし合わせたときに、ずれがあると感じられたものが抽出されています。

抽出されたとっかかり／手がかり言動は特に難解なものはなく、看護師であれば誰もが「あれっ？」と思うものばかりです。つまり、「あれっ」と思うことに看護師として特別な能力や訓練などは必要ではなく、あれっと思ったときの直感的解釈とその後の行動に熟練看護師とそうでない看護師の差が出ていました。

2）生活者としての事実とその意味

生活者としての事実とその意味とは、「生活者である対象者が、病気や生活の出来事をどのように捉え、感じているかを、看護職者が対象者との関わりを通して見出し、理解するとともに、対象者に話したり、伝えたり、確認しあったりするプロセス」と定義しました。

「生活」は、看護の中で中心的概念の1つとして認識されてきた用語ですが、定義や内容の分析が十分されていませんでした。社会学では、①生命、いのち、生存、②生計、暮らし、暮らしむき、③人生、生涯、生き方、生きざま、という3重構造を持つと定義されていますが、私たちは健康との絡みで、特に生き方と価値観を重視し、患者が日常生活の中で「こだわっていること」「大切にしていること」「絶対変えたくないこと」、すなわち生活信条を持つ人である「生活者」を第1の重要要素と考えました。

看護師が患者の生活実態という事実を知ることと、患者にとってその生活がどのような意味を持ち、患者がそれをどれだけ大事にしているかを理解することが、患者の自己管理行動への第一歩となるのです。多くの看護師は日常業務として入院時のアナムネーゼ（アナムネ）をとりますが、それは単なるルティーンの作業として行っていることが多く、残念なことです。アナムネ時に、患者の日常生活でのこだわりやできそう感を把握する努力をすれば、患者のこだわり理解の一助となるでしょう。しかし、日常生活の中でのこだわりは、生活習慣の修正を求められて初めて意識化することも多く、患者自身が全く気づいていないことも多いので、看護師がそのこだわりに気づき、患者に伝え、確認し、相互理解するプロセスが重要なのです。

3）病態・病状のわかち合いと合点化

病態・病状のわかち合いと合点化は、「対象者が病状・療養をどのように捉えているのかを看護職者が理解・納得し、対象者の認知・感情・体感に合わせ、対象者なりに病態・病状・治療が腑に落ちるように支援するプロセス」と定義しました。

病気の自己管理をしていくためには、当然のように、病気を理解していることが求められます。そのため、看護師は自己管理をしないでいる患者をみると、つい「病識がない」「理解が悪い」と捉えてしまいがちです。また、病気について自分なりに考えたうえでの管理を行っている患者は「自己流」と言われて、医療者からは否定的に捉えられてしまうこともよく起こります。さらに、「自己流」で療養行動を行っている患者に、正しい知識を伝えるだけの指導を行っても効果のないことも多いため、ますます医療者の言うことを聞かない患者と思われてしまいます。根本的な理解の相違があったとしても、長期間行ってきた行動、患者自身が納得して行っている行動を修正することは難しいものです。

　病気の理解を促していくためには、知識を伝えるだけでなく、もともと患者がどのような知識を持ち、どのように解釈しているのかを把握することが必要です。そのうえで、患者が実感をもって納得することができるよう支援し、そうした理解のし直しを促していきます。私たちは、患者の理解を促し患者が納得するような伝え方を「合点化」と命名しました。「ガッテン」するというのは、看護師が患者の理解の仕方をわかり、患者が腑に落ちる説明ができるという意味合いがあります。お互いの認識が理解できて初めて、これからどう管理していくのか、どういった療養法が可能なのかを話し合っていくことができるのです。そのプロセスでは看護師自身が患者の理解の仕方にガッテンするプロセスも重要となります。なぜ患者がそのような療養法をしてきたのか、その理由としてこのような病気・治療の理解をしていたからなのだと看護師自身が腑に落ち、それにより互いにわかり合い、合点化を進めていくプロセスになっていくのです。

4）治療の看護仕立て

　治療の看護仕立ては、「看護職者が、治療を、対象者の意思・病状・認知・生活に合わせて、対象者が実行できるように工夫し調整するプロセス」と定義されています。

　初期の分析段階では「療養指導に関する知識・技術」「病気・治療に関する知識・技術」とされており、保健師助産師看護師法の規定の範囲内で工夫することでした。しかし、現実に患者の生活に強いこだわりがある場合は、スタンダードな治療では工夫に限界があり、患者の健康状態の改善は難しいものでした。その中で熟練看護師達は、医師との強い信頼関係と了解のもと、スタンダードな治療からもう一歩進んだ治療を実施していました。

　つまり、治療の看護仕立ては、看護師が患者の「生活者としての事実とその意味」の中で患者の日常生活習慣を知り、生活の中で「こだわっていること」「大

切にしていること」「絶対変えたくないこと」を理解し、できるだけ患者の自己決定に沿って療養生活を計画するうえで、医学的な専門的知識を駆使して治療のアレンジを行い、時にそのアレンジは医行為にまで踏み込んでいたということです。そして医行為を含むケアは、患者の生活上の満足度を上げ、同時に疾患のコントロール状態を改善させていました。

より良いケアを行うためには医行為を含むケアが必要な場合もあり、2015年当時の厚生労働省が検討していた、看護師による医行為、特定行為検討の波に乗って、医行為まで踏み込むことを決意しました。結果、概念名および定義に「治療」が入りました。十分な医学的知識・技術、および医師の承認、具体的なプロトコールは必須ですが、それらが揃えばケアの向上が図れると考えています。

5) 教育的関わり技法

教育的関わり技法は、基盤作り技法群、協同探索技法群、取り組み支援技法群で構成され、「看護職者が対象者に心を開いて信頼関係を築くとき、対象者とともに療養生活上の困難事を理解するとき、困難事への取り組みを支援するときに活用される実践的かつ具体的な関わり方・やり方」と定義されています。

教育的関わり技法は、「とっかかり／手がかり言動とその直感的解釈」「生活者としての事実とその意味」「病態・病状のわかち合いと合点化」「治療の看護仕立て」を進めていくうえでの「道具」としての技法です。熟練看護師が使っている実践的かつ具体的な関わり方・やり方を技法として表したもので、①看護職者が対象者に心を開いて信頼関係を築くとき、②対象者とともに療養生活上の困難事を理解するとき、さらに③困難事への取り組みを支援するときに活用する技法のことです。これらの技法を活用することにより、患者の思いや主体性、自己決定を大切にしながら、困難事の解決に向けた具体的な支援を行うことができるようになります。

a. 基盤作り技法群

看護職者が心を開き、対象者に語ってもらう技法群です。患者教育アプローチを有効に進めるために、患者との心理的距離を近づけることを目的としており、「看護職者が心を開く技法」「寄り添い技法」「呼び水技法」「自己表現の機会を保障する技法」があります。挨拶をする、自己紹介をする、目線を合わせる等、人と人が関係性を持ち始める第一歩から技法として位置づけて、患者との関わりの基盤作りをしていく技法群です。

b. 協同探索技法群

　対象者の療養生活における困難事を明確化し、その意味を理解する技法群です。対象者が自己管理を自分の生活の中に取り入れられない理由を探ることを目的としており、「問いかけ技法」「話を聴く技法」「あたりをつける技法」「確認の技法」があります。患者のこれまでの生活を問う、病気・療養に関する思いを聴く、その人のこだわっているところをキャッチする、復唱する等によって、患者と共に今何が患者の困り事になっているのかについて探索していく技法群です。

c. 取り組み支援技法群

　困難事を緩和しながらその人らしい療養生活が送れるような方法を共に見出し、その取り組みを手助けする技法群です。対象者が困難だと感じていることの解決に向けて、意見を聞きながら具体的な提案を行い、対象者が自分に合った方法を自己決定できるようにすることを目的としています。「気づきを高める技法」「療養方法の提案に関する技法」「自己決定を促す技法」「療養行動のフィードバックに関する技法」「（療養行動を維持習慣化するための）具体的な手段としての技法」があり、患者の興味・関心のあることから始める、患者の強みを活用する、ライフスタイルを基に対処できそうな方法を提案する、実現可能な具体的な目標を設定する等によって、患者が自分の困り事を解決するために取り組んで具体的に行動できるようにする技法群です。

6）患者教育専門家として醸し出す雰囲気
（Professional Learning Climate）

　患者教育専門家として醸し出す雰囲気（Professional Learning Climate：PLC）は、「専門的な知識と経験に裏づけられ、効果的な患者教育の成果を導く、専門家に身についている態度あるいはムード」と定義しています。

　PLC は「看護の教育的関わりモデル」において、他の概念がうまく機能するためのプロモーターの役割を果たす重要な概念です。また、PLC は、前述したように①患者主体であること、②患者一人ひとりは異なっていること、③人（看護師）は人（患者）を変えられない、という哲学といってもよい考え方が、単なる知識としてではなく、態度から滲み出てきていると思われます。PLC は、患者教育専門家としての安定した雰囲気・態度であり、患者の反応に影響すると考えていますが、特に対象者が病気を受容できていない場合、治療・検査に不満がある場合、医師など病院関係者に不信感のある場合には、PLC の程度により効果に顕著な差が現れると考えています。

　また、PLC の概念分析により、①心配を示す、②尊重する、③信じる、④謙

虚な態度である、⑤リラックスできる空間を創造する、⑥聴く姿勢を示す、⑦個人的な気持ちを話す、⑧共に歩む姿勢を見せる、⑨熱意を示す、⑩ユーモアとウイットを言う、⑪毅然とした態度を示す、の 11 の要素を見出しました。

7）対象者の変化

　対象者の変化の定義は、「モデルのアウトカム（outcome）であり、感情、認知、言動、徴候（検査データ）や症状などが変化あるいは維持すること」です。

　患者の感情、言動、認知、データ等について、「対象者の気になる状況」と「望ましい変化」が存在します。実際の患者の変化は直線的なものではなく、特に感情に関しては、同時に両方の感情がみられることもよくあります。例えば、「まだ不安だけど少しだけ気持ちが楽になった」「話を聴いてもらって救われた気分です。でもなんで私がこんな思いをしなければならないかと情けない気持ちは変わりません」などというように、複雑なものです。そうした患者の変化を丁寧に感じ取って、ベクトルとしては望ましい変化に向かっていくように意図的に関わっていくのだと考えています。

　データ等は数値や検査結果でわかるので、あえて患者に確認しなくても知ることができるのですが、感情や言動、認知に関しては、患者をみる（見る、観る、看る）ことと患者の話をきく（聞く、聴く）ことを通してしかわからないということです。その際に、「どうせこうだろう」というように先入見をもって「みたり」「きいたり」すると、患者の言動の解釈にバイヤスがかかるので、注意する必要があります。

6　看護の教育的関わりモデルの意義

　看護の教育的関わりモデルは、患者教育を行ううえで患者の心理や行動ばかりに目がいってしまいがちな中で、看護師自身の価値観や態度（考え方）、行動に着目している点が斬新です。モデルでは、患者教育を行う側である看護師が、どのような患者に、どのような心構えで、どのように対応すれば、患者の行動変容とその維持がうまくいくのかを実践的に説明しています。効果的な患者教育に患者の心理状態に応じたアセスメントとアプローチは不可欠ですが、難しいケースの場合、患者の行動変容には看護師の関心の寄せ方と対応が大きな影響を与えています。そして、その対応には看護師の価値観や考え方が反映しています。つまり、患者が行動変容できないのは患者ばかりが悪いのではなくて、看護師にも問題があるのです。変容しなくてはならないのは、まず看護師のほうであり、看護師の変容なくして難しい患者の変容はないと考えています。

患者教育の方法を模索して23年が経過しましたが、なお「教育的関わり技法」や「治療の看護仕立て」は、検討が必要であると思っています。しかし、熟練看護師の技を多少とも可視化できたのではないかと自負してもいます。患者教育研究会では、これからも良質な患者教育、効果的な患者教育方法に向けて、また日本発のモデルの精製に向けて検討を続けてまいりたいと思っています。

■　■　■

この「看護の教育的関わりモデル（TKモデル）」は、平成9～12年度文部科学省科学研究費補助金（基盤研究B　課題番号09470533）、平成13～16年度（基盤研究B　課題番号13470537）、平成17～20年度日本学術振興会科学研究費補助金（基盤研究A　課題番号17209071）、および平成21～24年度（基盤研究A　課題番号21249096）の助成を受けて行われた研究の一部であり、患者教育研究会により行われたものです。

引用・参考文献

1) 河口てる子. 慢性疾患患者の主体性、自己決定とセルフケア推進のための患者教育方法の開発. 平成9年度－平成12年度科学研究費補助金（基盤研究B2）研究成果報告書（河口てる子代表）. 2001, 1-110.
2) 河口てる子：患者教育研究会. 患者教育のための「看護実践モデル」開発の試み. 看護研究. 36(3), 2003, 3-12.
3) 河口てる子. 看護の教育的機能向上のための『看護実践モデル』の検証および患者教育の体系化. 平成13年度－平成16年度科学研究費補助金（基盤研究B1）研究成果報告書（河口てる子代表）. 2005, 1-105.
4) 河口てる子. 糖尿病教育のための「看護の教育的関わりモデルVer.4.2」：熟練看護師のアドバンスドケアを可視化する. プラクティス. 23(5), 2006, 511-8.
5) 河口てる子. 慢性看護学の看護技術・研究：患者教育の実践研究事例「看護の教育的関わりモデル」. インターナショナルナーシングレビュー. 33(3), 2010, 116-22.
6) Benner P. ベナー看護論：達人ナースの卓越性とパワー. 井部俊子ほか訳. 医学書院, 1992, 228p.
7) 河口てる子ほか. 日本看護科学学会研究活動委員会調査報告：看護研究活動推進における情報交換と研究ネットワークの必要性. 日本看護科学会誌. 14(2), 1994, 53-8.
8) 河口てる子. 看護研究を発展させる環境づくり　看護研究者の研究ネットワーク：研究者情報の取得と研究チームの組織化. 日本看護科学会誌. 15(2), 1995, 6-9.
9) 河口てる子ほか. 患者教育における行動変容への「とっかかり言動」と「看護ケア」の検討. 日本看護科学会誌. 17(3), 1997, 410-1.
10) 小林貴子ほか：患者教育研究会. 「看護実践モデル」における「とっかかり/手がかり言動とその直感的解釈」. 看護研究. 36(3), 2003, 13-23.
11) 下村裕子ほか. 看護が生活者の視点でかかわるということ：糖尿病患者の理解と行動変容の「かぎ」. プラクティス. 23(5), 2006, 525-31.
12) 安酸史子ほか：患者教育研究会. 患者教育に必要な看護師のProfessional Learning Climate. 看護研究. 36(3), 2003, 51-62.
13) 横山悦子ほか. 行動変容に困難をきたしている糖尿病患者への教育的かかわりの入口：とっかかり／手がかり言動とその直感的解釈. プラクティス. 23(5), 2006, 519-24.

第 **2** 章

とっかかり プロの目と耳
とっかかり／手がかり言動とその直感的解釈

1 | 関わりのとっかかり

　患者教育の関わりの中で、なぜか患者の行動が変わったり、患者との距離が近づいたと感じたり、患者自らの生活習慣を本音で語ってくれたりという経験をしたことはありませんか。患者がいつどのように変化したのかを思い出してみると、最初に「おや？」「何か変」と感じるとっかかりの言動があり、ピンときた熟練看護師がその言動を手がかりとして関わりを持つことで患者支援が始まり、それが行動変容に結びついたことに思い至ります。とっかかったサインを手がかりとして、看護師が患者との関係を築き、患者に心を添わせ、知識・技術を駆使しながら関係を深めることで、患者の行動が変化していったのです。

2 | とっかかり／手がかり言動とその直感的解釈とは

1）とっかかり／手がかり言動

　多くの事例において、患者の行動が変化したときには、看護師が「何か変だ」と感じた気になる場面があります。その場面での出来事が関わりの手がかりとなり、教育的関わりの入り口になっていました。その出来事は、患者との関係において看護師が違和感として感じたり、患者の感じていることをわかろうとしたりする瞬間に現れていて、時には見過ごしてしまうほどの小さな表情や態度の変化といった患者の言動が引き金になっていました。

　看護師が介入するきっかけとなった患者の言動を、モデルの入り口として位置づけ、研究初期に「とっかかり言動」と名付けました。「とっかかり」には、手がかり、手始め、とりつきという意味があります。事例分析が進むと、この言動により関わりにとりかかるだけではなく、介入の手がかりにもしていたことから、「とっかかり／手がかり言動」と改名しました[1]。そして、とっかかり／手がかり言動を「対象者が発する言語的・非言語的な信号・合図・情報であり、対象者の療養行動を阻害しているであろうと看護職者がとっさに捉えた言動や態度のこと」[2]と定義しました。

2）直感的解釈

　とっかかり／手がかり言動を捉えたときには、同時に「直感的解釈」も行われ

25

ています。直感的解釈とは「とっかかった患者の言動を看護師が心でただちに感じ、看護師側から理解したこと」であり[3]、意図的な解釈だけでなく、なんとなく大事だと感じる無意図的な解釈も含んでいます。これは瞬時に行われているものであり、論理的なアセスメントとは異なります。また直感的解釈の瞬間とは、いままでの看護の経験の中で意味づけられたことが共鳴したかのように無意識的に刺激を受け、「何か変」「おやっ?」「ここが重要!」などの感覚を伴ったときと考えられています。瞬時の解釈ではあるものの、熟練看護師の豊富な経験による吟味・探索を経ていることから、それなりに妥当なものです。

分析事例では、直感的解釈に続いてすぐに「探索的な言葉かけ」が行われていました。さらに、その言葉かけに対する患者の反応に対して、看護師は豊富な経験から予想を立て、これではないかという解釈をして、その解釈が正しいかどうかの再確認の話しかけも行っていました。つまり、「あれっ?」と思ったときにチャンスを逃さず、患者に話しかけを連続して行うという原因追究のプロセスが存在していたのです。このプロセスで取り上げられていたのは、患者の生活習慣へのこだわりや病態・病状への患者なりの理解や感情であり、次の概念へとつながるものでした。

瞬時の判断（直感的解釈）と原因追究のプロセスが、行動変容が難しいと言われていたケースで劇的な変化をもたらしていた事例がいくつかありました。もし、通常通りに情報収集、アセスメント、看護計画と順を追って看護過程を踏んでいたとしたら、患者との関わりのチャンスを逃していたことでしょう。

3) とっかかり／手がかり言動とその直感的解釈の定義

以上のことから、モデルの構成概念としての定義を、「対象者が発する言語的・非言語的な信号・合図・情報を看護職者が心でただちに感じ、吟味・探索を経て、理解すること」としました。

3 とっかかり／手がかり言動とその直感的解釈例

とっかかり／手がかり言動には、言語的なものと非言語的なものがあります。また、患者から発せられた言動に引っかかり、「おや?　変」という違和感で捉える場合があれば、看護師の発した言動そのものに引っかかる場合もあります。分析事例においては、患者の言動を手がかりにしていることが多いのですが、普通ではない外見や態度、また感情を伴う（あるいは伴わない）表情など、患者が出しているサインもとっかかり言動として捉えていることが明らかになりました[4]。

患者が出しているサインを捉えた例として、30歳代女性の糖尿病患者が化粧をしておらず、髪はシャンプーしていないようなねっとりしたべたつき感があり、表情がとても暗いことに「何かおかしい」と違和感を覚え、気になったケースがあります。女性患者の顔や髪など普通でない外見が、とっかかり／手がかり言動で、このときに看護師が捉えた「患者には何か困っていることがあるのではないか」という考えが直感的解釈です。小平は、看護師が解釈するときの特徴として、あるべき患者の姿や看護師の期待する患者像との比較において解釈していることを指摘しています[4]。

　言語的・非言語的サインの中でも、非言語的サインの重要性について、Miller（1988）は「他の人が言ったことの『意味』が解釈されるとき、メッセージの中の非言語的な要素がいかに大きなインパクトを与えているか」と述べています。その根拠としてMehrabianによる調査結果を挙げ、言葉によるメッセージのインパクトは7％、声や声の調子という話し方の持つインパクトは38％、また視覚的なインパクトは55％であり、非言語的メッセージによるインパクトは93％でした。この結果は、対象者の発言を傾聴するとともに、非言語的サインを的確にキャッチしその意味を考えることの重要性を示唆するものです。

4　とっかかり／手がかり言動とその直感的解釈から発展する看護師のケア（プロセス）

　上記の例では、看護師が患者のねっとりした髪、容貌や、無表情などの外見に瞬間的に引っかかると同時に患者に言葉をかけると、「インスリンを打たないこともある」という言葉が患者から引き出されました。さらに看護師は引っかかり、次にそれを裏づける情報を確認しました。すると、患者は過去に医療費を払えなくなったことがあったことがわかり、看護師は「受診が途切れることにならないのか」「医師との関係が原因で受診を避けてしまうのではないか」「あいまいな返答になるのはどうしてなのか」と想像しました。そこで、自分の存在や生活のことを話すことができないと療養行動には結びつかないであろうと判断し、面接で支援していきました。

　このように、看護師がとっかかりを感じたときには、これまでの経験や知識と患者とを照らしあわせながら声をかけ、ずれを感じたときには確認しています。そして、患者が病気をどのように捉え、どうしていきたいのか、どのような問題を抱えているのかなどを推察し、次のアプローチの方策を選んでいます。とっかかりとして意識に上る情報から、わかっていること／わからないことが浮き彫り

表1｜とっかかり／手がかり言動の例

● 怒り・反論・反発・否定・強い肯定を含む言葉、それらを表す表情または無表情、涙ぐむなど、自分の疑問や問題を表現している
● 「わかっているけどできないのです、どうして血糖が下がらないのでしょう？」
● 「私みたいな人はあまりいないでしょう、あんた、私のことどう思ってる？」
● 「それならできそう」「難しそう」「絶対にインスリンはしたくない」、またそれらを表す表現や表情
● 「わかってます」「知っているからいい」「前に聞きました」など、質問を拒絶するまたは同じ言葉の繰り返しの表現

になり、さらに次の関わりへと発展していきます。この概念は看護ケアの始まりであり、その先のアプローチへ「あたり」をつける行為です。

5 看護師により異なる「とっかかり」と「解釈」

　多数の事例を分析してみると、看護師がとっかかる言動は微妙に異なっていました。「とっかかり／手がかり言動とその直感的解釈」は、そもそも看護師の側から捉えたものであり、解釈は看護師独自の理解です。例えば、「入院がなんとなく嫌で」という発言に「これだ」と直感した感覚、「忙しいんです」という患者に対して「おや？」というような感覚を得ています。他にも、糖尿病患者と関わる場面を検討する中から、表1に示すような「とっかかり／手がかり言動」が抽出されています。これらより、直感には「ピンと来た」「押し寄せるような」という比較的はっきりしたものや、「おや？」「あれ？」という言い表しにくい違和感のようなものがあり、いくつかのタイプやレベルがあると考えられます。

　また、同じ言動にとっかかったとしても看護師によって解釈が異なっているものもあります。とっかかり／手がかり言動は、患者の本質的な問題と直線的に結びついたものであり、その人の理解が付随したものです。よって、解釈の深さに影響しているものは、「看護師がその人の過去から現在に至るまでをどのように読み取っているか」であると言われています[5]。つまり、とっかかり／手がかり言動とその直感的解釈においては、看護師の読み取る力に左右されます。看護師が患者の行動変容を阻害する本質的な問題を直感し、とっかかり、その後の援助を切り開くためには、モデルに示す知識、技術、経験の豊富さが必要なのです。

6 熟練者の直感

1）直感と直観

　私たちは、これまで「直感」「直感的解釈」という字を使ってきましたが、「直観」との違いについて検討したいと思います。基本的には、直感と直観は類義語

であり、英語の intuition が辞書では、直感、直観、勘と記載されていることから、直感と直観は明確に区別しないで使用されることもあるようです。一方、日本国語大辞典によると、直感は「説明や証明を待たないで、直ちに物事の真相を心で感じ取ること」とあり、直観は「言語や記号による論理的思考によらないで成立する直接の了解。また、了解した内容」でドイツ哲学から一般化されたと記載されています [6]。つまり、直感が単に感じ知るという意味を連想するのに対し、直観は洞見達観という知識を連想するものであり、アカデミックな表現としては直観と記載するのが一般的なようです。

　Benner は、達人看護師の能力として「直観 intuition」の重要性を述べています [7]。初心者は規則に従い、達人看護師は直観に頼ると述べ、直観は、あてずっぽうでもなければ超能力的インスピレーションでもなく、達人看護師の日常の実践で重要な部分を構成していて、実践に非常に特徴的な巧みでよどみないパフォーマンスの核となっていると述べています。また看護実践の自然主義的研究では、臨床判断におけるその重要な役割が明らかにされていて、直観は臨床状況のその時点での懸念によって特徴づけられ、類似の経験によって得た知識の作用であると述べられています。

　私たちは、上記の検討を踏まえたうえで、熟練看護師の「直観」に価値を置く立場をとりながら、看護師がとっかかり／手がかり言動を捉えた時点での「ちょっかん」にはあえてアカデミックな表記ではなく、「直感」という字をあてることにしました。初学者の場合には、「説明や証明を待たないで、直ちに物事の真相を心で感じ取ること」という直感があっても、規則と違う場合には自信が持てずに自分の直感が活かされず、流れてしまうことがあります。教育的関わりモデルでは、そうした直感を大切にする必要性を強調したいと考え、あえて「直感」「直感的解釈」としました。熟練看護師の場合には、専門的な知識・技術、そして経験が加わることによって、とっかかり／手がかり言動を捉えた時点での「直感」に瞬時に「直感的解釈」がなされ、「直観」になると考えています。

2）直観についての研究

　これまでに、看護分野における直観についての研究がいくつか報告されています。まず Benner は、直観（intuition）が論理的でない働きや憶測に基づくものであるとか、根拠のない知識、あるいは超自然の霊感とさえみなされ、臨床の場における判断の健全なアプローチとして、その正当性を認められることはめったになかったが、実際には、直観が臨床の場における判断の正当かつ不可欠な側面であることは明白である、と述べています [8]。また、直観的洞察による判断につ

いて、初心者が下す判断やコンピュータのはじき出す値とは区別される、熟練した人間の判断であるとも述べています。

Welshらは、看護実践においてクライエントが求めるものを得るために、伝統的なアプローチ以外に直観と暗黙知による包括的なアプローチによって行われている事例を紹介しています[9]。すなわち、看護師の理論知に基づいた暗黙の了解による知が、直観に知らせてくるというのが流れであり、直観は暗黙の知と理論的な知識をつなげる役割を果たすと述べています。看護師が患者と関わる中で「あっ、何か変だ」と感じることは、情報をできるだけ集め、じっくりと時間をかけて行う判断とは異なるのです。

McCutcheonらは、「直観がたまたま起こった何かではなく、経験や専門技術、知識を含んだ特性の複雑な相互作用の結果であり、個性やその場の雰囲気の中で、直観でやるべきことを感じる。それは患者と看護師の関係性の存在あるいは欠如にも影響を受ける。それらは知識、専門性、経験がお互いに関係し合いお互いに効果を高めあう、3つの合計以上の共同作用といえる」と述べています[10]。つまり、「直観は、知識、技術（専門的な）、経験がそれぞれ十分あり、しかも相互に関係して影響し合い、それらの総和以上の効果を生み出す相互作用である」と述べており、これを共鳴（synergy）と名づけています。

3）直観に至るプロセス

患者が発している一瞬の言葉や声のトーン、語るときの表情や視線、身体の姿勢や細部の動き、周囲の状況、肌に感じるその場の空気、においなどは、看護師の五感を通して捉えられます。こうして得られた刺激・情報が、経験や学習によって蓄えられた知識と組み合わされた瞬間に、患者の行動変容を阻害する本質的な問題と直線的に結びつき、「何か変だ」とその本質に気づくのです。これは、論理的なアセスメントだけでは得られようのないものです。つまり、共鳴は知識、技術、経験の相互作用を通して起こり、結果として直観に至るのです（図1）。とっかかり／手がかり言動とその直感的解釈は、十分な知識、技術、経験に支えられています。

7 ┊ 直感の教育

私たちは、「とっかかり／手がかり言動とその直感的解釈」の力を育てるために、4つの方法を提案しています（表2）。

1）直感の存在を信じる

何よりもまず、看護場面における直感の存在を信じるようにすることが基本で

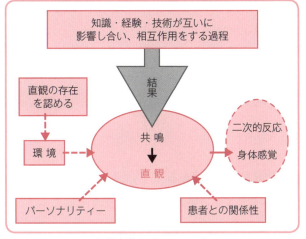

図1 | 共鳴（synergy）

表2 | 「とっかかり手がかり言動とその直感的解釈」の感度を高める（力を育てる）方法

1. **看護場面における直感の存在を信じる。**
   看護場面すべてが、論理的に説明がつくとは限らない。直感の力を否定せず、エビデンスばかりを求めず、勘に従うことを認める。
2. **直感で気になったことを、単なる勘としてそのままにせず、患者にとってどのような意味があるのかと思考にとどめる。**
   「おや？」と思っても、そのままにしてしまうとせっかくのチャンスを逃すことになる。
3. **直感的解釈を行った場面を検討して共有する。**
   「おや？」となぜ思ったのか、なぜ気になったのかを言語化しあい、その経験を共有しておく。次に似たような場面に遭遇するかもしれない。
4. **自分自身が経験した事例の気がかりや思いを、同僚やスーパーバイザーに話す。**
   なぜ気になったのかを話すことによって、理由が明確になる。

す。看護師の直感例として、「入院はなんとなく嫌で……」という言葉に「これだ」とピンときたというケースがありました。自己の直感を信じていたからこそ、直感に従い、入院が嫌な理由を詳しく聞き、その状況を理解し認めていました。また別の例では、患者の言動には何か奥があるという自分の勘を信じて辛抱強く核心に触れるまで待っていました。

先のMcCutcheonは「データでは、看護師が働いている環境もまた、直観を使うことに支持的なところと、抑えているところ、あるいは直観の使用を妥当と考えているところと、禁止しているところがあることが明らかになった。直観の価値を認めず、直観の利用を否定的にとらえている施設では、看護師の直感的能力は妨げられていた。そのようなケースでは直観的出来事は必然的に失われていた」と述べています[10]。看護実践における直観を研究したBeckも「看護教師

は、直観的判断と分析的な推論が一緒に機能することを認める必要がある。そうすれば、看護学生の創造的思考と問題解決を促進し始めるに違いない」と述べています[11]。

臨床現場では、エビデンスに基づき分析的あるいは論理的な推論によって得られたアセスメントのみが採択され、通用しがちです。しかし直感の存在を認め、尊重して看護の手がかりを求めることによって、問題解決能力が高まる可能性があると考えます。

2）気になったことを思考にとどめる

次に重要なのは、直感で引っかかったことを単なる勘としてそのままにせず、患者にとってどのような意味があるのかと思考にとどめることです。例えば、「忙しい」という患者に対して、ダメな患者とレッテルを貼り生活の改善を求めるなどの言動をとるのではなく、「忙しい」という言葉の意味を知ろうとした事例があります。看護師は「おや？　何かおかしい」と感じている部分を解き明かすチャンスを狙いながら、すぐに追究するのではなく、心を開かせて関係づくりをしてから、気がかりな部分を聞こうとしていました。忙しい状況は穏やかに受けとめ、生活の状況を聞いていたのです。直感的思考の内容を4つ抽出したBeckらも「直観の声を聞きながら、意識的に患者の状況を根気よく追跡する態度が必要である」と述べています。

3）直感的解釈の場面を共有する

3つ目として、直感的解釈を行った場面を検討して共有することが大切です。Beckも述べているように、学部学生が、看護経験のある大学院生の看護実践における直感の事例を読み分析していくことで、漠然と感じているような直感の感覚を、看護経験の中に発見することが報告されています。たとえ看護経験がなくても細かい事例分析のプロセスを共有することにより、「とっかかり／手がかり言動とその直感的解釈」の「感度」を養うことができるのです。

4）事例について話す

4つ目として、自分自身が経験した事例の気がかりや思いを、同僚やスーパーバイザーに話すことが重要です。なぜ気になったのかを話すことによって、理由が明確になります。事例を提供した看護師が、「事例を再構成し検討していくなかで、『なぜ？』と問われていくうちに、意識の隠れている部分が掘り起こされたような気がした」と述べていました。事例を文字化して掘り起こすことで意識が明確になります。

「とっかかり／手がかり言動とその直感的解釈」の感度を高めるには、このよ

うに見える形、感じられる形に客観化し、多くの視点からの教育的で継続的な検討を行うことが必要です。

8 おわりに

　患者の言動や様子にとっかかりを感じるためには、看護師として人への関心を持つ必要があることは言うまでもありません。「おやっ？」ととっかかったときは、そのままにして見過ごすのではなく、自らの感じたことに立ち止まって、そのときの患者の世界を感じとり、言語化してみることが重要でしょう。そして、そのサインについて看護師間で話し合っていく風土を作り上げれば、確実に良いケアにつながります。とっかかり／手がかり言動とその直感的解釈は患者教育の関わりの入り口であり、看護の方向性を決めていくための錨になり得ます。

引用・参考文献

1) 小林貴子ほか.「看護実践モデル」における「とっかかり／手がかり言動とその直感的解釈」. 看護研究. 36(3), 2003, 187-97.
2) 河口てる子. 患者教育の実践研究事例「看護の教育的関わりモデル」. インターナショナルナーシングレビュー. 33(3), 2010, 116-21.
3) 横山悦子ほか. 行動変容に困難をきたしている糖尿病患者への教育的かかわりの入口. プラクティス. 23(5), 2006, 519-24.
4) 小平京子ほか. 慢性疾患患者の主体性、自己決定とセルフケア推進のための患者教育方法の開発. 平成9年度〜平成12年度科学研究費補助金（基盤研究B2）研究成果報告書. 2001, 17-22.
5) Benner P. ベナー看護論：達人ナースの卓越性とパワー. 井部俊子ほか訳. 医学書院. 1992, 25.
6) 北原保雄ほか編. 日本国語大辞典（第2版）第9巻. 小学館, 2001, 136.
7) Benner P, et al. ベナー 看護実践における専門性：達人になるための思考と行動. 早野ZITO真佐子訳. 医学書院, 2015, 724p.
8) Benner P, et al. 臨床の場における判断：エキスパートナースは直観的洞察をどのように使うか：習熟した看護婦は、その研ぎ澄まされた第六感によって，命を救う判断を下すことができる. 松谷美和子訳. 看護研究. 24, 1991, 63-72.
9) Welsh I, et al. Evidance-based care and the case for intuition and tacit knowledge in clinical assessment and decision making in mental health nursing practice: an empirical contribution to the debate. J Psychiatr Ment Health Nurs. 8, 2001, 299-305.
10) McCutcheon HH, et al. Intuition: an important tool in the practice of nursing. J Adv Nurs. 35, 2001, 342-8.
11) Beck CT. Intuition in nursing practice. Sharing graduate students' exemplars with undergraduate students. J Nurs Educ. 37, 1998, 169-72.
12) 小長谷百絵ほか.「とっかかり／手がかり言動とその直感的解釈」抽出事例編. 平成13年度〜平成16年度科学研究費補助金（基盤研究B1）研究成果報告書. 2005, 31-9.
13) 河口てる子：患者教育研究会. どこでも糖尿病患者さんに遭遇する時代のアドバンスドケア：「看護職者の教育的関わりモデル」を使ったケア. 看護学雑誌. 70(1), 2006, 68-72.
14) 小平京子ほか. 糖尿病網膜症患者の"逃げたい"思いによりそう. 看護学雑誌. 70(9), 2006, 857-62.

第 **3** 章

生活の中のこだわり
生活者としての事実とその意味

1 ｜ 看護にとっての生活とは

　看護は、ナイチンゲールの時代から、生命力の消耗を最小にするように生活過程を整えることであると言われ、今日に至るまで、看護師は健康的な状態を目指して、生活の側面から支援する専門家であると教えられてきました。しかしその中で、「生活」および「生活者」という言葉は、看護の独自性を示す重要な鍵となっているにもかかわらず、看護の立場から概念の検討や要素の蓄積をしてきていませんでした[1~4]。

　患者教育研究会で多くの実践事例を検討していくうちに、患者が行動変容に至ったケースは、いずれも看護師が患者の生活習慣や価値観（患者が大切にしていること）に配慮し、それに基づいて療養生活を支援していることがわかってきました。このように患者教育の領域でも、患者の生活習慣や価値観という「生活」や「生活者」がキー概念であることは明らかでした。しかし、看護として生活および生活者をどう捉えるかについての明文化は難しく、私たちはこの検討に多くの時間とエネルギーを投じてきました[5~9]。看護にとっての生活および生活者、また看護が生活者の視点で関わるということがどういうことなのかを明らかにすることが、モデルの中の主要概念を説明することでもありました。

1）看護分野では「生活」および「生活者」をどのように捉えてきたか

　看護において、「生活」という用語を用いた文献は、1980年代からかなりの数が発表されており、1990年代中頃からさらに増加し年間1,000件を超えています[10]。しかし、これらの多くは当たり前の用語として「生活」を用いており、定義しているものや、看護の立場から生活の概念を本格的に検討しているものは非常に少ないのです[1~4]。

　1985年の第4回日本看護科学学会学術集会において、「看護実践にみる生活の概念」「看護教育における生活概念の展開」という2つのシンポジウムが開催されました。そのシンポジウムでは、「生活」は一般的に、また専門的にも各種の領域で使われ、時には同じ専門領域内でも各パネリストで意味が異なっていることもありました。しかし「生活」は看護ケアを浮き彫りにさせる用語であり、看護における概念の明確化が必要であるという研究が発表され[11]、翌年から用語

検討が始まりました[12]。

1986 年に始まった日本看護科学学会の看護学学術用語検討は、1995 年に 10 年間の活動報告がなされ、「生活」および「日常生活行動」は、次のように定義されました[12]。

「生活（life）とは、人間の存在そのものであり、各個人の主体的営みである。この営みには、生命維持に直結する呼吸・循環・体温や、生活リズムをつくりだす運動・休息・食・排泄・清潔・衣、社会的活動としての遊びや学習を含む労働、性差に応じた活動や環境が内包されている。生活の状態は心身の健康状態に影響を及ぼすので、看護職者は対象の生活を総合的にとらえ、よい健康状態を維持できるように看護する。」

「日常生活行動（daily life behavior）とは、人間が成長・発達し、社会活動を営むための基本的な欲求を満たすための食・排泄・清潔など習慣化された行動の総称である。これらの行動は、生命維持に関わる側面から、人間的成熟に関する側面、社会的関係を形成・発展させる側面へと、相互に関連しあってあらわれるものであり、個別的特徴を持つ。看護職者は、欲求充足に焦点を当て、対象が望ましい日常生活行動ができるよう看護する。」

しかし、これに続く本格的な検討は行われず、「生活者」という用語を用いた文献では、いずれも単に「生活する人」を「生活者」と表現していました。

2) 他分野での生活概念

他の学問分野では、「生活」を重要な概念として古くから取り上げてきました。新社会学辞典では「生活は、①生命、いのち、生存、②生計、暮らし、暮らしむき、③人生、生涯、生き方、生きざま、という 3 重構造を持っている。それは絶えざる生命の維持、更新の過程から、自己実現、生きがいといった高次の人間的諸活動を含む無数で多様な活動（行為）の束として成立している」と定義しています[13]。この定義では、生活を 3 重の構造として捉えていますが、他にも水準、階層、側面としての捉え方があります。吉野は「生活とは生活要求（目標）の実現過程であり、その主体的実現過程が問われている。生活問題の三水準は、①生理的生存的生活要求の実現、②社会的生活要求の実現、③自己実現的要求の発現である」と述べています[14]。

松村らは「生活とは本来、人間が生きるために行う諸活動の総体であり、生きるすべての過程である。生活は大きく分類すれば、必需的な生活基盤機能（①食

機能、②健康維持機能、③衣装機能、④住機能、⑤移動機能）と、そのうえに展開される生活創造機能（①娯楽機能、②教育機能、③教養・情報機能、④交際機能）がある」と説明しています[15]。また、谷は「生活とはたくさんの平面をもつ巨大な多面体のようなものであり、そのすべての側面を一度に見渡すことなど、とうてい不可能なのである。しかも、刻一刻、年々歳々、その形を変容させていると同時に、一人ひとりの多面体のどれ一つをとっても同じ形のものはない」と述べています[16]。

2 「生活」および「生活者」の概念規定

1）対象者の生活

　「生活」という言葉の内容やイメージは、保健・医療に関わる部分だけに限っても、日常生活行動、具体的な生活の事実、生活への思い、あるいは人生・生き方など、聞き手、語り手、受け手によってさまざまです。そこで、私たちは「対象者の生活」とは、看護職者の枠で見る生活ではなく、対象者が生活だと潜在的に感じていることや表現したこと、思いなどのすべてを含めて「対象者それぞれにとっての生活」として捉えることとしました。

　看護では、対象者の情報を総合的あるいは網羅的に収集するという傾向があります。総合的にというと、偏らないという点において大切なことと思われますが、看護職者が知りたいと思うことすべてを掌握したうえで看護すると捉えられがちです。しかし、患者の生活すべてを知ることが患者の行動変容につながるわけではありません。会話のきっかけは健康あるいは日常生活に関することで、その中から手がかりを見つけ、患者にとっての意味や価値ある事柄を相手の視点で捉えることが患者教育で重要となります。

2）生活者の定義

　看護では、客観的な生活という現象（事実）をみているだけではなく、生活している人を対象にしていることから、「生活の事実」だけでなく、「生活者」が重要概念となります。

　人は、今までを生きてきて、今を生き、そしてこれからを生きていく存在で、それぞれの人の歴史の中で生活が続いています。患者教育においては、その人の歴史において、その人がどのような生活様式（生活習慣）や生活信条を築いてきたかを知ることが重要です。したがって、生活者とは「その人の生きてきた個の歴史の中で培われた生活習慣や生活信条を持ちながら生きている人」と定義しました。生活信条は、いろいろな価値観が長いプロセスの中で積み上げられるもの

と捉え、価値観を含むものです。また、「生きている人」には、生命の存在と暮らしの意味を込めています。

3）生活の定義

生活は、「人間の存在そのものであり、各個人の主体的営みである。生活には、①生命、生存、②生活習慣、社会的活動、生計、暮らしむき、③価値観、信条、生き方の側面がある」と定義しました。人は存在そのものに意味があり、営みにはプロセスの意味が含まれています。したがって定義の前半「人間の存在そのものであり、各個人の主体的営みである」は、生活の本質を述べており、看護および他の学問領域の概念とも一致すると考えられました。

生活とはいろいろな面を持つ多面体のようなもので、すべての側面を一度に見渡すことはできません。また、生活はその時々で変化しており、人はある時にある側面を見せています。看護の時期別でみると、急性期においては生命、生存が優先され、終末期においてはその人の希望を叶えるための最大限の支援が重視されます。一方慢性期では、生活習慣や暮らしむきの側面が表れてきます。したがって生活には「①生命、生存、②生活習慣、社会的活動、生計、暮らしむき、③価値観、信条、生き方の側面がある」としました。

3 生活者としての事実とその意味

1）患者に生じる「ずれ」

事例分析で、患者が行動変容に至ったケースは、いずれも看護師が患者の生活習慣や価値観に配慮して療養生活を支援したときであったことは、第1章で述べました。一方、治療のためであれば生活を変えるべきであるという前提に立つ看護師は、患者の生活に関する多くの情報を得ていても、治療のために患者が生活を変えるのは当然であるとし、患者抜きで療養生活を計画する事例が多くありました。それらの事例では、行動変容は全く起こらないか、起こったとしても短期間だけで大部分は元の生活に戻っていました。そして、生活に治療をうまく組み込むことができず自己管理ができないのは患者のせいであると、患者に責任転嫁していました。

ある事例から、治療で求められる生活と患者が大切にしている日常生活との乖離が患者を苦しめていることがわかりました。人々には、食事、清潔、排泄、仕事、住まいなど「A：行動として行っている生活や生活そのものの事実」があり、これらは日々の生活のあり様により変化します。そしてそこには、日頃本人が意識しているか否かにかかわらず「B：大切にしていること、価値観、信条、

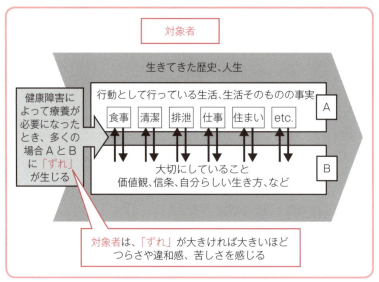

図1 生活そのものの「事実」とその人にとっての「意味」

その人らしい生き方」があります。人々は健康障害によってAが変化したり、療養が必要になりAを変えることが求められたりします。しかし、Bはこれまでの生活で培われてきたもので簡単に変えることはできず、多くの場合AとBに「ずれ」が生じます。「ずれ」が大きければ大きいほど、人々はつらさや違和感、苦しさを感じることになるのです（図1）。

2）「ずれ」を見出しわかち合う

看護師は、日々の関わりの中から、AとBのずれや、ずれによって生じるつらさ、その人にとっての意味（B）などを見出したり理解したりします。このことが患者を「生活者」として捉えることになります（図2）。私たちは、患者の価値観と自己決定を尊重することを前提としています。それは、まず患者のAを知り、Bに気づいて受け入れることから始まります。

例えば、食事療法を実践できていない女性患者に対して「食事療法が守られていない」と怒るのでは、行動変容は難しいでしょう。彼女は「外食が好きですぐ食べ歩きをしてしまう」と話していました。そこからまず、患者が頻繁に食べ歩きしている生活の事実を知り、外食することは本人の楽しみになっているという患者にとっての意味に気づくことが大切です。

別の事例では、日曜日の朝にインスリンを打っていない男性患者がいました。彼はサラリーマンで、日曜日はお昼近くまで寝坊していて、朝のインスリンを打っていないという生活の事実がありました。その背景には、日曜日は仕事が休みなのでどうしても朝寝坊したいという、その人にとっての意味がありました。

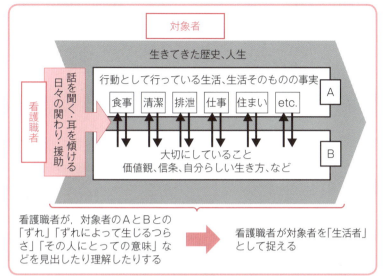

図2｜看護職者が対象者を「生活者」として捉える

　この事例では、休日の朝のインスリン時間を一緒に検討するなど、患者がこだわっている生活習慣や価値観に配慮して対応しました。AもBも変えずに、それ以外の療養方法や治療法を変える提案につなげた事例です。

　いずれの事例も、生活の事実（食べ歩きをしている／日曜日はお昼近くまで寝坊していて、朝のインスリンを打っていない）と、その人にとっての意味（外食がとても好きで生きがいになっている／日曜日はどうしても朝寝坊したい）に気づくことから始まっています。また、時には本人も気づいていないこだわり（その意味）に看護師が気づき、それを対象者に伝えることにより、本人の気づきと価値観の変化が起こり、行動が変わることもあります。

3）わかち合いに至るプロセス

　看護師は、日々の関わりや援助を通して、患者の「生活そのものの事実」と「その人にとっての生活の大切さや意味」を浮き彫りにし、理解することになります。そして、患者と話し、患者に伝えることで、患者と共に確認しあいます。患者はこのプロセスを通して、療養生活が必要になるまで意識化することも表面化することもなかったこと、元気なときは当たり前だったこと、病気になってその事実を突きつけられて初めて考えたこと、療養生活により変化したことなどに気づいたり、意識したりします。時には、患者自身も気づいていなかった「その人にとっての意味」が見つかることもあります。このプロセスの最終段階が、看護師と患者が「ずれによって生じるつらさ」や「その人にとっての意味」を共有すること、すなわち「わかち合い」です（図3）。

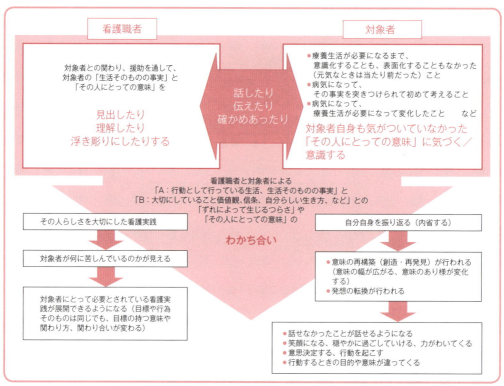

図3｜生活者の視点で関わる看護実践：生活の「事実」「意味」「わかち合い」

　ここで、「分かち合い」ではなく「わかち合い」としていることに注目してください。「分かち合う」という言葉には、喜びや悲しみを分かち合うというように、「互いに分ける、互いに分担する、分け合う」という意味があり、われわれが表現したい「共有」とは少し意味が異なります。共有とは「1つの物を、2人以上で所有すること、共同でもつこと、もちあい」を意味し、もちあいとは「双方が持つこと、互いに持ち寄ること、互いに力をあわせて維持すること、共同で使用すること、あるいはその共有のもの」という意味です[17]。「もちあい」のほうがわれわれの表現したい内容により近いのですが、一般的に馴染みが少なく、多くの人が同じイメージを持ちにくいと思われました。そこで「わかち合い」とし、「わかち」をひらがなにすることで「分ける」という意味ではないことを表すことにしました。

4）「生活者としての事実とその意味」の定義

　概念の名称は、当初「生活者としての事実とその意味のわかち合い」でしたが、わかち合いの前に患者の気づきがあって、行動変容へと移る場合もしばしばありました。また、その後に抽出された概念「病態・病状のわかち合いと合点化」は「わかち合い」が必須だということもあり、「生活者としての事実とその

意味」へと名称変更しました。しかし、内容的にも定義上も変更はありません。

「生活者としての事実とその意味」の定義は、「生活者である対象者が、病気や生活の出来事をどのように捉え、感じているかを、看護職者が対象者との関わりを通して見出し、理解するとともに、対象者に話したり、伝えたり、確認しあったりするプロセス」です。

このプロセスにより、患者は、看護師によって見出され理解された生活者としての自分自身、すなわちこだわりや大切にしていることについて、看護師から聞くことや共に語り合うことにより自分自身を振り返る（内省する）機会を得ることになります。内省により、意味の再構築（意味の幅が広がる、意味のあり様が変化する）や発想の転換が行われ、療養に向けて何らかの決断がなされることもあります。

一方、看護師にとっては、患者の生活やその意味が浮き彫りになることで、患者が何に苦しんでいるのかが見えてきて、その人にとって必要とされるケアが展開できるようになります。たとえ看護目標や教える内容そのものは同じでも、目標の持つ意味や、関わり方が違ってきて、一段上のその人らしさを大切にした看護実践が行えるようになると期待できます（図3）。

4 生活者の視点で関わる看護実践エピソード

この概念はわかりにくいとの声もあるので、少し事例のエピソードを用いて具体的に説明します。

1）大工の棟梁の威厳

朝・夕2回のインスリン注射をしている壮年の男性患者が、夜間低血糖を繰り返していました。主治医から4回打ちを勧められていましたが、患者は受け入れられずにいました。看護師は、患者との会話から大工の棟梁かと思い、尋ねたところ、患者は「そうだよ！　親方が注射なんかやっていたら、みっともないよー！」と答えました。看護師は、親方の威厳を保ちたい患者の思いを見出し、理解し、インスリン回数を増やすことを保留しました。

患者にとっての生活やその意味が浮き彫りになれば、患者が何に苦しんでいるのか（何を思い、考えているのか）が見えてきます。インスリンを4回打ちに変更したほうが患者にとって身体は楽になりますが、看護師は棟梁の威厳を保ちたい患者の気持ちを理解し、今は4回打ちを勧めることを控え、待つことにしたのです。いずれ4回打ちへの変更を勧めていくという目標そのものは変わっていませんが、関わり方が違ってきました。

患者は、棟梁であることのこだわりについて、共に語り合い、確かめ合うことにより、自身を振り返る（内省する）機会を得ました。患者自身こだわりがあったことに気づくことで、患者の中で意味のあり様が「インスリン注射が棟梁の威厳を損ねる」から「棟梁の威厳はインスリン注射の有無と関係ない」へと変化し、発想の転換が起こったのです。その結果、主治医に患者自ら「インスリンの4回打ちをやります」と宣言し、その後はデータも改善傾向にあり、低血糖もほとんど起こさなくなりました。

2) 飲みきりたい

透析中の30歳代男性患者は体重増加が著しく、飲水制限が必要でした。談話室で仲間とそれぞれ好きな飲み物を持って話をするのを楽しみにしており、350 mL缶を1日2〜3回飲んでいました。

看護師が、談話室で仲間と話をすることや、飲み物を飲みながら話をしたい思いに理解を示し、口渇は缶半分の量で癒されることがわかりました。しかし、残りを捨てることや、ペットボトル飲料を2回に分けて飲むなどの提案には考え込み、賛同しませんでした。このやりとりから看護師は、他の患者と同じように雑談しながら缶の飲み物を飲みきるということが、患者の満足感であり、こだわりであると理解しました。談話室で仲間と同じことをすることで関係を保ちたいという思い、飲む楽しみ、捨てるのがもったいないと思う感覚・価値観、飲みきることの満足感など、簡単に変えられない思いを患者と共有しました。

患者の思いを尊重し、飲み物を容量が少ない紙コップ／紙パックに変えることを提案すると、患者は賛同し、実行しました。その結果、体重増加が減少し、「身体も楽になってきた」と積極的に自己管理するようになりました（第2部第5章 p.110〜参照）。

3) 娘との語らいに必要不可欠なケーキ

50歳代の男性糖尿病患者は、食事・運動療法で血糖コントロール可能と判断されていました。会社中心の生活でしたが、家から駅までを10分遠回りすることで運動療法を実践し、昼の外食は定食に変えたりご飯を少なめにしたりするなど「頑張ってみようと思うんだ」と前向きに取り組んでいました。しかし、夕食後のコーヒーとケーキの話になると、黙り込んでしまいました。看護師に説得されてケーキを果物に変えることにしましたが、その後の経過では血糖値は悪くないものの、表情が暗くなっていきました。

患者に話を聞くと「食事療法は頑張ってできるけど、夕食後のケーキがね」「娘達も大きくなって共通の話も少なくなってね。妻は家にいるし、娘達ともよ

く出かけているようだし、私だけが離れているようで寂しい」「食後の団欒も
ケーキやお菓子がないとね、娘達もお菓子があると嬉しそうなんだよ。話も盛り
上がるんだよ」「食後のコーヒーだけの会話では、盛り上がらない」「ケーキを食
べながら話すと、話が盛り上がるだけでなく、家族とのつながりが深くなったよ
うな気持ちになれるんだよ」などと語りました。そして「好きなものも食べられ
ず、何が楽しくて生きているのかよくわからない。娘達も変わらず過ごしている
が、以前のような楽しさや充実感はなくなった」と後ろ向きな発言が出ました。

　患者は以前から仕事中心で、家族で話す時間が少なかったのでした。夕食後だ
けが唯一ゆっくり話をできる時間で、必ずケーキやお菓子を食べながら団欒して
いたのです。家族のつながりや絆を感じる時間で、特に父親である患者の思いは
強いものでした。そこで、週1回の食後ケーキを解禁しました。すると患者は
「ずいぶん気持ちが違うね。血糖も安定しているし、けっこう娘達も楽しそうだ
よ」と、意欲的に療養に取り組むようになりました。

　患者にとって、長年の生活の中で続けてきた夕食後のケーキ（その人の生活）
は、家族とのつながりを深める大切なもの（その人にとっての意味）であり、ま
た、家族とのつながりを深めていく大切な時間が夕食後のひとときでした（その
人にとっての意味）。長期継続を見据えた週1回のケーキは、血糖コントロール
には悪影響は与えず（健康）、患者が満足できる生活との折り合いをつけること
ができたと考えられます。

5 ┊ 当たり前のケアから意図的・計画的なケアに

　生活者として捉えた看護実践をみると「なーんだ、これって、私たちが日々の
実践の中でやっていることじゃない」と思われたかもしれません。その通りです
が、ここで大切なのは意図的に活かすということです。また、日々の関わりの過
程を看護の実践として意識化することが重要です。そして、それまでは看護実践
の成果として捉えられていなかった患者の変化を、看護チームで共有できれば、
看護のやりがいやすばらしさをより実感できるのではないでしょうか。

引用・参考文献
1) 小板橋喜久代. '対象'の把握：その一側面としての'生活'をどうとらえるか [2]. 看護教育. 21(6), 1980, 376-83.
2) 岩井郁子. 臨床実習における生活概念の展開. 日本看護科学会誌. 5(2), 1985, 22-3.
3) 近藤まゆみ. 生活をみる視点とがん看護. 看護学雑誌. 61(9), 1997, 832-5.
4) 河口てる子. "糖尿病患者の生活を支える看護". 糖尿病患者のQOLと看護. 河口てる子編. 医学書院. 2001, 14-5.

5) 河口てる子編. 慢性疾患患者の主体性、自己決定とセルフケア推進のための患者教育方法の開発. 平成9年度－平成12年度科学研究費補助金〔基盤研究（B）(2)〕研究成果報告書. 2001.

6) 河口てる子編. 看護の教育的機能向上のための『看護実践モデル』の検証および患者教育の体系化. 平成13年度－平成16年度科学研究費補助金〔基盤研究（B）(1)〕研究成果報告書. 2005.

7) 下村裕子ほか：患者教育研究会. 看護が捉える「生活者」の視点：対象者理解と行動変容の「かぎ」. 看護研究. 36(3), 2003, 199-211.

8) 下村裕子ほか：患者教育研究会. 生活者に関する知識・技術：看護が捉える「生活者」の視点. 河口てる子編. 看護の教育的機能向上のための『看護実践モデル』の検証および患者教育の体系化. 平成13年度－平成16年度科学研究費補助金〔基盤研究（B）(1)〕研究成果報告書. 2005, 40-52.

9) 下村裕子. 療養指導の抑えたいポイント：生活者としての視点からみた患者教育. 糖尿病協会編. 別冊プラクティス糖尿病の生活支援Q＆A：看護と食事療法のポイント. 2006, 40-3.

10) 黒江ゆり子ほか. 病いの慢性性Chronicityと個人史. 看護研究. 35(4), 2002, 303-14.

11) 林滋子. 看護実践にみる生活の概念. 日本看護科学会誌. 5(2), 1985, 5.

12) 薄井坦子ほか. 看護学学術用語. 日本看護科学学会第4期学術用語検討委員会. 1995.

13) 森岡清美ほか編. "生活". 新社会学辞典. 有斐閣, 1993, 827.

14) 吉野正治. 生活様式の理論：新しい生活科学の思想と方法. 光生館, 1980, 3-13.

15) 松村祥子ほか. 現代生活論. 有斐閣, 1988, 15-64.

16) 谷富夫. "序論 ライフ・ヒストリーとは何か". ライフ・ヒストリーを学ぶ人のために. 世界思想社, 1996, 7.

17) 北原保雄ほか編. 日本国語大辞典第2版. 小学館. 2001.

18) 井上智恵ほか. 透析導入が間近になった糖尿病腎症の患者：気になる表情や態度に踏みとどまって. 看護学雑誌. 70(5), 2006, 479-85.

19) 河口てる子. どこでも糖尿病患者さんに遭遇する時代のアドバンスドケア「看護職者の教育的関わりモデル」を使ったケア. 看護学雑誌. 70(1), 2006, 68-72.

第 **4** 章

ガッテン！ ガッテン！ 腑に落ちた
病態・病状のわかち合いと合点化

1 合点化とは

1）理解が悪い患者？

　病気の自己管理を行っていくためには、当然のように、病気を理解していることが求められます。そのため、看護師は病状を捉えられない患者をみると、「病識がない」「理解が悪い」と捉えてしまいがちです。また、病気について自分なりに考えたうえでの管理を行っている患者は「自己流」と言われて、医療者から否定的に捉えられてしまうこともよく起こります。さらに、「自己流」で療養行動を行っている患者に、正しい知識を伝えるだけの指導を行っても効果のないことも多いため、ますます医療者の言うことを聞かない患者と思われてしまいます。根本的な理解の相違や、長期間行ってきた行動、患者自身が納得して行っている行動を修正することは難しいものです。

2）患者の理解を促すのが「合点化」

　病気の理解を促していくためには、知識を伝えるだけでなく、もともとどのような知識を持ち、どのように解釈しているのかを把握することが重要です。そのうえで、患者が実感をもって納得することができるように支援し、理解のし直しを促していくプロセスが必要となります。

　私たちは、患者が納得するような伝え方を「合点化」と命名しました。「ガッテン」するというのは、看護師が患者の理解の仕方をわかり、患者が腑に落ちる説明ができるという意味合いがあります。お互いの認識が理解できて初めて、これからどう管理していくのか、どういった療養が可能なのかを話し合っていくことができるのです。このプロセスでは看護師自身が患者の療養にガッテンするプロセスも重要となります。なぜ患者がそのような療養法をしてきたのか看護師自身が腑に落ち、それにより互いにわかり合い、合点化を進めていくプロセスになっていくのです。

　そして、病態・病状のわかち合いと合点化は、「対象者が病状・療養をどのように捉えているのかを看護職者が理解・納得し、対象者の認知・感情・体感に合わせ、対象者なりに病態・病状・治療が腑に落ちるように支援するプロセス」と定義しました。

45

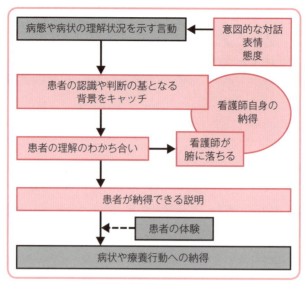

図1｜合点化のプロセス

　この章では、熟練看護師が患者の病態や病状の理解を促すためにどのように支援しているのかを、合点化の視点で解説します。

2　合点化のプロセスの概要

　看護師は、病気の管理がうまくいっていない状況を察知すると、意図的な言動で、患者の病態や病状の理解状況を把握しようとします。理解状況を示す言動をキャッチすると、その背景となる患者の認識や判断を明らかにしていきます。それらが明らかになると、看護師自身が患者の理解していることに納得します。看護師がまず、腑に落ちるのです。看護師が患者を「わかった」とき、その態度は患者に伝わり、患者もわかち合えたことを感じます。その後、看護師は、患者の個々の状況に合わせてわかってほしい内容を絞り、患者が理解できる方法で説明していきます。説明だけでは理解が進まないときは、患者の体験を活用することもあります（図1）。

　合点化のプロセスについて、例を示しながらさらに具体的に詳しく説明していきます。

3　患者の認識や判断の基となる背景をキャッチするまでのプロセス

1）医療・医療者への不信感があることを知る

　患者が病態や病状を理解しがたい状況の背景には、医療者や医療への不信感が存在していることがあります。

糖尿病でインスリン療法をしているAさんは、「あれしろ、これしろと言われるばかりで全然うまくいかない。痛い思いをして血糖を測ってるのに、見てもくれない先生の言うことに説得力がなく、自分にとっていいことと思えなかった」と話していました。血糖測定の結果をよく見もせずに指示を出す医師に不信感を持っていたことから、医師の言うことをだんだん聞く気がしなくなったのでした。

Bさんは、1型糖尿病でインスリン注射が必要でしたが、十分な回数の注射ができていませんでした。看護師が関わろうとしても、明らかに気持ちが背中を向けていて、看護師に決まりきった話をされるのが嫌だというのがすぐにわかる態度でした。

このように医療者の話を聞く気になっていない患者はそれまでの医療者との関わりの経過があって、受け入れられなくなっていることがあります。そのために、新しい治療や療養の説明をしても受け入れず、聞くことができず、理解されないということが多く起こっているのです。

2）その人なりの価値基準で判断し、その人なりに対処をしていることを知る

医療者側は自己管理がうまくいっていないと感じても、患者は、言われたことはきちんとやっているのでうまくできていると考えていたり、仕事ができているなどの自分の価値基準で、生活に支障がなければ問題ないと思っていたりすることがあります。

Cさんは妊娠糖尿病でした。妊娠後期に入りHbA1cが上がっていてうまく血糖管理ができておらず、食後血糖値が上がっているようでした。ところがCさんは、最初は血糖を下げるための指導に納得がいかない様子でした。「前医ではただ測れ測れと言われていて、ただ単に測ればいいと思っていた。（血糖値の）低いところを測っていたから自分でも問題だとは思っていなかった。高いとは思っていなかった。注射もし、ごはんの間隔もきちんとしていたからできていると思っていた」と話し、測定した朝食前の血糖値からうまくいっていると判断していたことがわかりました。

1型糖尿病のDさんは「インスリンを打たないといけないと言われているが、先生が言う回数を打たなくても、別に問題はない。10％という高い数字を言われていても、別に生活できているから。インスリンを朝1回しか打っていなくても、それで何とか生活できているし、自分にとっては別に支障がないから、構わない」と話し、生活できているので支障がないと判断していました。

3）「わからない」ことを知る

　医療者は日常的に医療用語を用いて、自分たちの理解レベルに合わせた説明を行ってしまいがちです。しかし、それでは患者は理解できず、初めからわからずに誤解していたり、徐々にわからなくなっていったり、混乱していたりします。

　足潰瘍で入院を拒否していたEさんは、「高血糖と動脈硬化の関係がわからない。脚を切断すると言われているが、なぜそんなふうになったかわからない、なぜ切断しないといけないのか、どこから切らないといけないのかわからない。丁寧に話してくれないと納得できない。説明があったのは覚えていたけど、細かくは覚えていない。自分にはならないだろう、自分はこんなふうにならないと思っていた」と言いました。また、神経障害で足のしびれのあったFさんは「足を守るには、血糖を下げないといけないので、食事療法をするしかないと思っていた」と話しました。

　糖尿病患者の足潰瘍や足の症状は高血糖の結果出てくる合併症で、発症した時点で血糖管理だけでないケアが必要となってきます。なぜ起こるのか、どうしたら進行しないのか、また予防していけるのかなどがわからず、自分が何をしていったらよいのかがわからないままでいる人も多いようです。

4 ┊ 医療者と患者が同じ土俵に乗ること

　看護師は、患者の話をじっくり聴き、なぜ患者がそのように考えて取り組んでいたかを理解すると、納得し、まさに合点していました。

　看護師Gさんは膵全摘後の患者に関わっていました。患者は自己流で補食し、高血糖と低血糖を繰り返し、受診せずに電話ばかりしてくるので、周囲から否定的に捉えられていました。ところがあるときG看護師は「ずっと話してもらう中で、その人なりにいろいろしている、血糖も測って、低血糖対策もして、そういうことがわかってきて、そんなに大きく何かを変えてもらう必要はないんだ。そんなに周りが言うほど無茶な生活はされていないし、自分のことをしっかり考えているのかなと思った」と話しました。患者と接していく中で、患者の見方が変わり、患者の行動について納得したのでした。その人なりの理解で、その人なりの対処をしていて、それはそれで大きな問題となることでもなく、何かを変える必要はないことがわかったのです。このように医療者がわかっていくと、患者とわかり合えるという体験が生まれていました。

　自己流と言われる患者の多くは、うまくいかない中、わからない状況の中で、自分なりにどうしたらいいのかを考えたり、体験を重ねてきたりした人たちであ

り、自分なりに考えた療養行動をきっちり行っていることが多いものです。今までの自分の療養方法に自信を持っていたり、やるべきことをやってきた自分に自信を持っていたりします。そうした患者の今までの努力や苦労をわかち合うことは大変重要なプロセスとなっているのです。

5 ｜ 患者が納得できる説明をする

　患者の理解の仕方がわかったところで、その人に合わせた説明をしていきますが、以下の方法を活用し、さまざまな配慮をもって行う必要があります。

　こうした配慮は、第7章で述べる「看護教育専門家として醸し出す雰囲気（Professional Learning Climate：PLC）」が身について、初めて自然にできることだと考えています。また、第6章で「教育的関わり技法」について解説していますが、本章では合点化に焦点を絞ってさらに具体的な技法について詳述します。

1）関係性をつくる

　先ほども述べたように、医療者や医療を信頼していない人も多いため、この人の話なら聞いてもいいなと思ってもらえる関係をつくっていくことが第一のステップとなります。看護師の関わりを拒否している人も多いので、最初は短時間から始めて、回数を重ねていきます。話ができる関係性ができるまで半年くらいかかることもあります。

2）思い・心配を伝える、医療者が何を心配しているのかを伝える

　その人の身体を心配しているという看護師の姿勢を伝えていくことが時には重要です。「私はあなたの身体がとても心配です」ということをずっと伝えていくというように、相手を中心に考えているという意思を伝えていきます。

　先の妊娠糖尿病のCさんに関わった看護師は「目に見えないところが高いのではないかという心配を伝えた。血糖が高いところがわからないとインスリンも増やせないし、後期になると必要量が増えるので、心配であることを伝えた」という関わりをしていました。このように、医療者が心配する意図を伝え、患者自身が考えていなかったことを医療者は考えているのだということをわかってもらうことも必要です。

3）関心を向ける、改善したい意思を引き出す

　看護師はCさんの関心を引き出すために、血糖値の1日の変化をグラフに書いて示したうえで、どこの血糖値がわかるといいか尋ねました。すると、食後が気になるということを引き出すことができました。このように熟練看護師は、グ

ラフで視覚的に伝えることで本人の気づきを引き出し、関心を引き出していく関わりを行っています。

気づきを引き出すと、良くなりたい・なんとかしたい意思が生まれてくることもあり、その思いも引き出していきます。

4）患者に合わせた伝え方を選択する

次に、患者に伝わる伝え方を考え、多様な方法を用いて説明していきます。例を挙げると、説明したことを文字として書く、グラフにして示す、イメージがわくように例えて伝える、画像を使う、左右差・変化を伝える、データを重ねて見えないところが見えるようにする、そのとき気になっていることを1つずつ説明する、客観的なデータを使って説明する・数値を一緒に見る、図や表を一緒に見ながら自分の位置（病状）を確認する、本人が難しいと思っていることは後回しにする、スタンダードはあえて言わない、できていることを活用する、今からでも良くなるエビデンスを示す、などの方法を患者に合わせて選択して伝えていきます（表1）。

5）身体に働きかける、身体の感覚を使う、体験・経験を活用する

表1のような説明だけでは十分に納得が得られない場合、患者が経験したことと結びつけたり、治療によって変化する身体を体験してもらったりし、経験や身体から実感をもって納得してもらうという方法を活用することもあります。

インスリン注射の針をずっと変えていない患者がいました。注射時の様子を聞くと、インスリンで硬結ができているところに打っても痛みがあったり、注射針を抜くときに皮膚が引っかかる感じがあることを話しました。そこで、複数回使った針の写真を見せ、どのような形状になっているかを説明すると、なぜ引っかかりを感じていたのかが納得できたようでした。このように自分の体験と結びつくと、理解できるということはよくあることです。

6）本人が決める

何から知りたいか、何からしたいか、何ならできるのか、それらを患者自身が決めて、そこから説明をするということも理解しやすくします。

表1 | 患者に合わせた伝え方の解説と例

伝え方	解説、具体例
説明したことを文字として書く	口頭で説明しただけでは理解しきれなかったり、頭に残らなかったりする。説明しながらポイントを文字として書き表すことで、質問などの反応も出やすい。
グラフにして示す	血糖や血圧の1日の変化をグラフにしたり、肝機能などの検査データを経年的にグラフにして示す。
イメージがわくように例えて伝える	HbA1cを体温に例えるなど、イメージしやすいものに置き換えて説明する。血中のブドウ糖を車の渋滞に例えて、詰まりやすさを説明する。
画像を使う	エックス線写真や頸部エコーなど、画像上で見たほうが理解しやすかったり、実感できたりするものを活用する。
左右差・変化を伝える	足の左右の温度を触って比べてもらったり、浮腫の程度の変化を伝えたりする。
データを重ねて見えないところが見えるようにする	血糖測定を実施しているところのデータを活用して、測ったことのある時間の値を埋めていき、測っていない時間も予想できるよう図示していく。
そのとき気になっていることを1つずつ説明する	こむら返りを何とかしたいと思っている患者に、脱水や活動量の説明とともに、急激な血糖変動も影響していることを説明する。
客観的なデータを使って説明する、数値を一緒に見る	カロリーブックを一緒に見ながら間食やジュースなどのエネルギーを数値としてみる。
図や表を一緒に見ながら自分の位置（病状）を確認する	糖尿病性腎症では、病期によって経過期間が違うので、全体の病期の図を見せながら、今、どこの位置にいるのかを示す。
本人が難しいと思っていることは後回しにする	難しいと思っていることには心理的に抵抗があったりし、聞いても頭に入らないことも多い。
スタンダードはあえて言わない	わかりきったことや、一般的なことを先に言うと「またか」と思って聞く気がしなくなる人もいる。
できていることを活用する	今までの療養でできていることが、どのような効果や意味があるかを伝えていく。
今からでも良くなるエビデンスを示す	禁煙指導をするときに、今からでも、止めることでこんな効果があるというエビデンスデータを示す。

第 5 章

療養法の看護流アレンジ
治療の看護仕立て

1 ┊ プロだからやれる治療・療養法のアレンジ

　病気のコントロールのための療養行動がうまくいかない患者に対して、将来の危険性を説明してもなかなか生活習慣を変えられないことはよくあります。もしかしたら、その患者は遠い将来の合併症よりも、明日のリストラを心配しているのかもしれません。このように仕事や家族との関係を優先し、病状に合った療養が難しい生活スタイルの患者に、看護師が意思・病状・認知・生活に合わせた療養法の支援を行った結果、うまくいくことがあります。看護師は、どのように専門的知識・技術を駆使して将来の見通しを立てていったのか、そして、患者にどのような支援を行っていったのでしょうか。

2 ┊ 意思・病状・認知・生活に合わせた治療・療養法のアレンジ

1）「治療の看護仕立て」をすること

　看護師が患者に治療・療養法について教育的支援をするとき、単にテキストに載った方法をそのまま説明しているわけではありません。看護師は、治療・療養法を患者に合わせてアレンジして提供しています。熟練看護師の看護実践から導き出された効果的な患者教育のための要素の1つ[1]で、私たちは「治療の看護仕立て」と呼んでいます。「仕立て」とはテーラーメイドのことで、「治療の看護仕立て」とはその患者用にあつらえた（tailored）[2]治療です。お仕立て服なら、体型にぴったり合わせてあつらえますが、治療は患者の何に合わせるのでしょうか。

　治療の看護仕立ての定義は、「看護職者が、治療を、対象者の意思・病状・認知・生活に合わせて、対象者が実行できるように工夫し調整するプロセス」です。すなわち、治療・療養を患者の意思・病状・認知・生活に合わせるのです。看護はその人に「合った」こと「必要な」ことを健康・well-being の視点から援助を行う専門職で、主体は患者にあることから、概念名に「看護」を入れています。第3章の概念「生活者としての事実とその意味」で理解したその人の生活を踏まえて、その人の大事にしている生活のあり方を尊重し、それに合った方法を指導します。それには、その人に合った方法を選べるだけの知識・技術が必要

であり、看護の教育的関わりのベースともなるべきものです。

　糖尿病患者の例を紹介します。患者は食事療法が必要でしたが、自分では糖尿病であると思っていない、また腎臓が悪いとも思っていないという認知で、外食中心の生活をしていました。そこで看護師は、患者の認知に合わせて、糖尿病や糖尿病による慢性合併症、食事療法の必要性、腎臓のしくみや糖尿病性腎症の病態などの知識を提供しました。また、資料やデータを示してほしいという希望に合わせて診断基準を示したり、血糖測定の値を病院食の内容と照らし合わせたり、蛋白質の多い食品や個々の食品のエネルギーを糖尿病の食品交換表で確認したりするなど、判断の根拠を提供しました。

　また、医学・生活・心理的専門知識と技術を駆使して病状とその将来の見通しについて検討し、血糖コントロールの改善と腎症進行の遅延が見込めると判断しました。そして、「自分が実行可能な食事療法の方法」を習得できるように支援を行っていきました。さらに、「仕事を優先したい」「家族の生活を変えたくない」という患者の意思を尊重し、外食が中心の生活に合わせて、血糖コントロールを改善する治療法をアレンジしました。

2）疾患・治療に関する知識・技術のレベルと役割

　疾患や治療に関する知識・技術は4つの段階に分けられます。第1段階および第2段階は基礎的な知識で、第3段階は熟練看護師が持つ応用的な技術、第4段階は専門医並みの知識になります。

a. 第1段階

　例えば食事療法における第1段階の知識としては、エネルギー量制限や指示エネルギー量の算出方法などがあり、教科書にも載っているレベルです。食事療法や糖尿病合併症について第1段階の知識しか持っていない学生や新人看護師であれば、糖尿病患者に対して、エネルギー量制限を守り、合併症を予防するための食事療法をきちんと行うことだけを求めます。そして患者が指導を守っていないと、自己管理ができていないと遵守を求めます。また、糖尿病の怖さを説いて指導することもありますが、ほとんどはうまくいかないものです。

b. 第2段階

　第2段階は少し深く具体的で、実際に使える知識です。食事療法でいえば、食品の分類や食事のエネルギー量などで、例えば指導の際に「果物は2種類食べたい」と言われたときに、2種類となるための量や組み合わせ、摂取する時間などを具体的に示すことができます。

c. 第3段階

　熟練看護師は療養指導を重ねる中で、効果のある方法、患者が取り入れやすい方法、患者が体験している症状などのさまざまな知識を体得しています。これが、第3段階の知識・技術です。

　例えば、「忙しいから食品のエネルギー量をいちいち計算して食事なんかとっていられない」と言う患者に対して、食品交換表を用いた指導ではなく、まずトレーにお皿を並べ、その中に入れるべき食品群別の構成と目安量（肉や野菜は手のひらサイズなど）を教えます。そして、その感覚に慣れてきたら、少しずつエネルギー量の高いものと低いものを教えていきます。エネルギー量をコントロールする方法は1つではなく、さまざまなエネルギーの算出方法、さまざまな指導方法があります。患者が受け入れやすい方法はどれか、どの方法なら可能か、患者の思いと生活について聴く中から選択していきます。

d. 第4段階

　どのような指導・教育の場面においても知識のストックが多いほうが、指導の幅を広げることができ、患者に受け入れられる方法を提案できます。第4段階になると、複数の分野の知識・技術を組み合わせて実施することができます。

　例えば、インスリンと食事の両方を指導する場合、インスリンの種類と効果持続時間といった第1・2段階の知識だけでなく、第3段階の知識である速効型・超速効型・中間型・持効型溶解インスリンの使用方法、1回打ちから5回打ち、よく使われる方法、中間型インスリンを2回に分けて打つ方法など、患者が受け入れられる方法を考えます。そして、医師に提案し、承認を得たうえで患者に提案します。このように専門医並みの知識も活用して、うまく病状をコントロールしている事例も決して珍しくありません。

3）疾患・治療に関する知識・技術を仕立てる

　疾患・治療に関する知識・技術を広く深く持つことの大切さは、前項で述べた通りです。では、獲得した知識・技術はどのように使われるのでしょうか。それは、看護師の腕にかかっています。

　熟練看護師は、これらの知識・技術を、患者が今後どのような生活をしていきたいかに合わせて提供しています。慢性疾患の自己管理の方法は1つではなく、その人の生活の仕方によって、できることとできないことがあります。その人にとって可能な方法で、その人がやろうと思う方法、しかも医学的にも効果があり、少しでも良い結果となるような方法を提案することが必要です。

3 ｜「治療の看護仕立て」のプロセス

現在、医療においては、テーラーメイドの治療が求められていますが、テーラーメイドの教育も求められています。しかし、テーラーメイドの教育は、エビデンスがなく教科書には載っていません。そこで、①前提（対象者の認知・意思・生活を捉える）、②病気の現状とそのリスクについての見通し、③実行可能な治療・療養法の見通し、④認知・意思・生活・病状に合わせた治療のアレンジ、⑤フォローの各段階において、どのように進めていくのか説明します（表1）。

1）前提（対象者の認知・意思・生活を捉える）

a. 対象者の認知を捉える

病状に関する認知の仕方として、病気の進行状況や合併症（急性、慢性）、急

表1 ｜「治療の看護仕立て」の段階と例

	要素	看護事例
① 対象者の認知・意思・生活を捉える	①-a 患者の現在の病状に関する認知の仕方を捉える	● 患者は看護職者だが、知識が不十分で、自分の身体の中の不調というところは感じるものの、糖尿病という病態を捉えるまでには至っていない（と看護師が捉える）。 ● 高齢夫婦で低血糖の症状が覚えられず、適切な対処ができていない（と看護師が捉える）。
	①-b 患者が本当に望んでいる核心をつかむ	● 患者が一番望むことは、血糖値を良くして体調を良くしたいということで、インスリンを打つ回数を少なくすることではないとわかった。 ● 母として、妻としての役割をまっとうしたいという気持ちを持っているのではないかと感じた。
	①-c 患者の生活を理解する	● 日々の仕事で一生懸命で、生活が不規則だから食べることもコントロールできない（と看護師が捉える）。 ● 本人は理解できる人だけれど、妻がガーッとくる感じで、妻がやりなさいと言うとそれに従う感じなのでうまくいかない（と看護師が捉える）。
② 病気の現状とそのリスクについての見通し	②-a 現在の病状・治療・療養状況を把握する	● 医師に医学的な視点からインスリン量が多いまたは少ないのではと返したときに、判断の根拠を医師がきちんと説明してくれた。コミュニケーションをしっかり図って、医師がやろうとする治療の意味を看護師が理解しようとした。 ● 患者は、低血糖だったとしてもブドウ糖やハチミツを飲んでも昏睡になるほどの高血糖にはならないから、血糖測定しないでブドウ糖を摂取することはそんなに悪いとは思っていない。
	②-b 病気と現在の対処法のリスクと将来の見通しを吟味する	● 血糖測定しないで低血糖症状だと思ってハチミツを飲んだのは、そんなに悪いことだとは思わないが、そこでその後にインスリン注射をスキップしてしまったほうが（著しい高血糖につながる行為で）問題だと思った。 ● 第一子が2歳になっても第二子の誕生も考えられ、また子どもが幼稚園や小学校となるとその段階で母親役割も変わってくるので、安易に半年たてば血糖コントロールができるようになるというのは危険だと考えた。年齢も若くHbA1c 7～8%なので合併症のリスクも高くなってしまう。

（次頁につづく）

（つづき）

	要素	看護事例
③実行可能な治療・療養法の見通し	③-a 治療内容と生活背景から調整の必要性と実行可能性を見極める	● 不規則な生活で、食べる時間も量も体調によって変わる患者に対して、生理的インスリン分泌に近い状態を目指し、2型で基礎分泌がある程度あるので、補充という考え方での頻回注射が本人の不規則な生活に合っていて、体調が整えられると思う。 ● 朝のインスリンを打つタイミング、量を調整可能な指示に変えてもらう必要があると判断した。患者は計画妊娠で第一子を妊娠していることから療養する力はあると思い、職場で朝食をとることが可能なことも確認した。
	③-b 治療・療養法を調整・修正することによる病状改善の可能性を予測する	● いくら患者が頑張って食事療法を実践しても、2回注射では見るからに血糖動態が不安定で、4回注射のほうが管理しやすいんじゃないかということは薬の作用とか生活から言える。
④認知・意思・生活・病状に合わせた治療のアレンジ	④-a 患者の理解に看護師が一緒に考えるペースを合わせて一致させる	● 医療に患者の身体を合わせるのではなく、治療の中心は自身の身体なんだと感じてもらったり、伝えていったりする必要があると考えている。 ● （糖代謝の）図を描いていくと、こちらの書いていくスピードと患者の理解とがフィットしていると思う。既存のイラストで説明すると、患者の理解がついてこれていないときがあると感じる。
	④-b 医師に情報提供し、治療の調整を提案し、了解を得る	● 看護師から指導してもらった内容と成果を患者が医師に伝えるようになり、医師から信頼を得ることができ、医師から「指導して」と依頼されるようになった。 ● 医師に生活の実情について情報提供し、少しゆとりのある調整方法（持効型溶解インスリンを確実に注射していれば超速効型インスリンをスキップすることがあってもよい）の許可を得た。
	④-c 患者の身体や生活に合った治療・療養法を選択し、患者に沿った具体的な調整を行う	● インスリン注射のさじ加減は血糖値をみたりして、食事や活動が安定して明らかに同じ時間に低血糖があれば数値をみて1減らしたり、低血糖の程度によってインスリン量を減らしたり、食事量に応じて半量減らすことに抵抗があれば1だけ減らしたりする。 ● 夕食が遅くなる場合、間食時にインスリンをちょっと打つか打たないか、あるいは食事を一本化するか、また血糖測定をどう行うかを考え選択してもらうように話し合った。
⑤フォロー	⑤-a いつでも相談できるように窓口をつくりフォロー体制を整える	● 本人だけでインスリン調整は難しいので、情報提供したり相談に乗って良い方向にいくように支援する。 ● ちょっと危ないなと思った患者には連絡先を伝え、いつでも相談できるようにしている。自分が不在のときは対応したスタッフが医師に相談している。
	⑤-b 仕立てた治療・療養法の実施状況を聴いて支持または再調整する	● SMBG（自己血糖測定）記録を見ながら、血糖値の変化、体調の変化、患者の思い、苦しさや拘束感がないか等を尋ね、良い方向に向かっているか判断する。 ● 患者の発言の経緯を推察し、自分の糖尿病を肯定的に捉えられるように変化したことや、家族に協力を求められるようになったことを確認する。
	⑤-c 患者に調整を任せ、治療を自分のスタイルに合わせてコントロールできるよう支援する	● 食事量や時間帯によってインスリンの増減を患者なりの判断で試みたことが疾患コントロールの視点から妥当であったかを話し合い、回数を重ねて患者に力量がついてくると、患者自身の判断に任せていく。 ● 今までは医師の指示した単位数を打つだけだったが、SMBGノートのふり返りを毎回一緒に行い、どうすれば血糖が動くのかがわかったことで、自分でコントロール可能な部分がみえてくる。

性増悪のリスクを自分の身体のこととして患者がどのように認知しているのか
を、患者の言動から捉えます。これは第4章で述べた「病態・病状のわかち合
いと合点化」のプロセスに入りますが、看護仕立てのためにも必要なことです。

b. 対象者の意思を捉える

患者が病気や障害とともに生活していく中で、何を望んでいるのか、何を優先
したいのかなど、対話を通してつかんでいきます。患者が本当に望んでいること
を引き出すには、患者との関係を深める必要があります。また、次項の生活の意
味を理解していることが前提条件です。

c. 対象者の生活を捉える

患者の生活を捉えることで、家族関係や家庭・職場での役割が療養行動や疾患
コントロールにどのように影響しているのかを理解します。生活背景について
は、患者だけでなく、家族の言葉や様子からも捉えていきます。これは第3章
の「生活者としての事実とその意味」のプロセスになりますが、看護仕立てのた
めの前提としても必要なことです。

2) 病気の現状とそのリスクについての見通し

まず、現在の病状・治療・療養状況を把握します。現在の疾患の進行状況、現
れている症状の重症度、医師が指示している治療内容、患者の療養行動について
情報収集し、今、身体に起こっていることに対して治療や療養行動が妥当なのか
を判断するプロセスです。アセスメントの焦点は今に向いています。

次に、アセスメントの焦点を未来に向け、病気と現在の対処法のリスクと将来
の見通しを吟味します。現在の病態・病状や患者の対処方法が続いた場合、生活
背景とも絡めて、将来どのようなリスクがあるのかを判断していきます。

3) 実行可能な治療・療養方法の見通し

a. 治療内容と生活背景から調整の必要性と実行可能性を見極める

医師の治療内容と患者の生活背景から、治療・療養法を調整する必要があるの
か、また調整した場合の治療・療養法は患者が生活の中で実行できそうなことな
のかについて、患者の持つ力に注目して判断します。できないことに注目するの
ではなく、患者の身体本来の力、患者の対処能力などをポジティブにみていくこ
とが大切です。

b. 治療・療養法を調整・修正することによる病状改善の可能性を予測する

治療・療養法の調整後の経過を看護経験から予測し、2) のプロセスで導き出
した将来のリスクと比較し、どの程度の改善が期待できるのかを判断します。

4）認知・意思・生活・病状に合わせた治療のアレンジ

この概念のメインとなる段階で、次の3つの要素があります。

a. 患者の理解に看護師が一緒に考えるペースを合わせて一致させる

患者の病状・病態・治療について、理解レベルや理解するスピードに合わせて、看護師が説明します。患者が自分の身体を中心に考えられるようにすること、理解した内容を患者と看護師の間でできる限り一致させることが大切です。これは前段階で行った「病状・病態のわかち合いと合点化」と似ていますが、ここでは行動変容までをねらった働きかけを行います。

b. 医師に情報提供し、治療の調整を提案し、了解を得る

医行為に関わる部分の調整は医師との連携が不可欠です。医師に患者の生活状況や治療への思いについて情報を提供し、患者の状況に応じた治療の調整を提案します。時には、合意した範囲内で看護師判断による調整を行い、事後報告することもあります。このプロセスでは、当然医師から信頼されること、治療の専門的知識があると医師に認めてもらうことが前提条件です。

c. 患者の身体や生活に合った治療・療養法を選択し、患者に沿った具体的な調整を行う

専門的知識に基づいて、患者の生活状況や意向（何を優先するか）に合わせて、治療・療養法の具体的な調整をし、患者に提案します。本概念の中核的なプロセスです。

5）フォロー

当然、治療内容は、一度仕立てたらそれで終わりというのではなく、継続的なフォローが大切です。

a. いつでも相談できるように窓口をつくりフォロー体制を整える

患者が安全に安心して療養法を実施できるように、いつでも相談できる窓口を作ります。看護師だけでなく他職種と協働してフォロー体制を作るとよいでしょう。

b. 仕立てた治療・療養法の実施状況を聴いて支持または再調整する

患者が選んだ療養方法（治療の調整方法）の実施状況について、記録（SMBG手帳、血圧手帳、排尿日誌等）を一緒に見たり、自覚症状や気持ちの変化を尋ねたり、態度や発言（言い方）から感じ取ったりします。そして、良い方向に向かっているかを専門的知識に基づいて判断して、患者にフィードバックし、必要時には再調整を行います。

c. 患者に調整を任せ、治療を自分のスタイルに合わせてコントロールできるよう支援する

時には、治療や療養法の調整を患者に任せることがあります。患者は自身のス

タイルに合った調整を行い、看護師は患者の判断や対処の妥当性について話し合います。患者が自信をもって判断し、自分でコントロールしていけるように支援するのです。もちろん、妥当性を評価するためにも専門的知識が必要となります。このプロセスでは、患者自身に判断を任せることで患者の独り立ちをねらっています。

4 発想の転換である「治療の看護仕立て」

これまでの患者教育は、医療者が適切と判断する治療・療養法を患者に習得してもらい、生活をできるだけ適切なものに変える方法でした。しかし、「治療の看護仕立て」は、治療のほうを患者の生活に近づけるという発想の転換をしています。患者が今営んでいる生活は、その人の価値観や人生観を反映したもので、「変えられること」と「変えられないこと」があります。看護師は、そのことを患者との会話や関わりの中で、初めて知ることができるのです。

そして、変えられない生活に対して、看護師と患者がともに療養方法を工夫し、すり合わせることによって、患者が「これならやれる」という方法を見出していくプロセスが「治療の看護仕立て」です。生活習慣を変える必要があるのはたいていが慢性病で、患者は病気と長期間、ほとんど一生つき合っていかねばなりません。そのため、生活の調整も続けて実行できてこそ意味があるのです。

治療を生活に近づけるとはいっても、もちろん無制限に行っているわけではありません。看護師は、疾患や治療、人間に関する深い専門的知識を活用して、患者の「健康・well-being の現状とこれから起こり得る健康障害についての見通し」を立てたうえでより良い治療法を選んでいるのです。例えば、目に見える看護行為としては「見守る」ことであっても、その背後では幅広い専門的知識に基づいた現状と危険性の判断が行われています。

引用・参考文献
1) 伊波早苗ほか. 糖尿病患者に提供する実践知としての知識・技術：疾患・治療に関する知識・技術の看護仕立て. プラクティス. 23(5), 2006, 533-8.
2) 河口てる子. 患者教育の実践研究事例「看護の教育的関わりモデル」. インターナショナルナーシングレビュー. 33(3), 2010, 116-21.

第 6 章

実はあなたも使っている 3 つの技法の道具箱
教育的関わり技法

1 はじめに

　受け持ち患者のベッドサイドに行ったときに、患者が頭まですっぽり布団をかぶって寝ていたら、あなたはどうしますか？　患者のことが心配になり、患者の状態に合わせてそーっと小さな声で「どうしたのですか？」と尋ねるのではないでしょうか。これは、患者に対して「あなたのことを心配していて、あなたを驚かせないようにあなたの状態に合わせて声をかけているんですよ」というメッセージを含んでいて、あなたと患者との信頼関係を築くための技法です。

　「えっ、こんなこといつもやっているよ」と思うかもしれませんが、実はあなたも普段から使っている、患者に変化をもたらす大切な技法なのです。

　この技法は「教育的関わり技法」という、看護の教育的関わりモデルの概念の1つであり、3つの道具箱から成り立っています。

2 教育的関わり技法

　教育的関わり技法とは、患者教育の熟練看護師が実践している実践的かつ具体的な関わり方・やり方を技法として表したもので、①看護職者が対象者に心を開いて信頼関係を築くとき、②対象者とともに療養生活上の困難事を理解するとき、さらに③困難事への取り組みを支援するときに活用するものです。これらは第2〜5章で述べた、とっかかり／手がかり言動とその直感的解釈、生活者としての事実とその意味のわかち合い、病態・病状のわかち合いと合点化、治療の看護仕立てを進めていくうえでの、具体化した道具となります。教育的関わり技法を使うことで、看護師は患者の思いや自己決定を大切にしながら、生活上の困難事の解決に向けて、具体的な支援が行えるようになります。

3 教育的関わり技法の 3 つの技法の道具箱

　教育的関わり技法は、「技法群」という3つの道具箱から構成されており、各技法群は複数の技法から成り立っています。各技法とその内容について表1〜3に示しました。

1）道具箱1：基盤作り技法群

　1つ目の道具箱である基盤作り技法群は、看護職者が心を開き、対象者に語ってもらう技法群です。患者教育アプローチを有効に進めるために、患者との心理的距離を近づけることを目的としています。技法としては、看護職者が心を開く技法、寄り添い技法、呼び水技法、自己表現の機会を保障する技法の4種類あります（表1）。

　例えば、入院が初めての患者に看護師は自分の名前を名乗ります。これは技法の内容としては「自己紹介」であり、「看護職者が心を開く技法」に入ります。また、血糖測定を行わないインスリン使用中の患者に対して、「血糖を測らずにインスリンを打つと、低血糖にならないかとっても心配なんですよ」と、看護師が伝えることがあります。これは「看護職者が自分の思いを伝える」ことであり、それは患者に自分の気持ちを語ってもらうための「呼び水技法」の1つと言えるのです。

　冒頭で紹介した、頭まですっぽり布団をかぶって寝ている患者に対する声かけも呼び水技法の1つで、「看護職者が関心をもって尋ねる」という内容です。

　基盤作り技法群とは、このように、挨拶をする、自己紹介をする、目線を合わせるなど、人と人が関係性を持ち始める第一歩から技法として位置づけて、患者との関わりの基盤作りをしていく技法群です。

2）道具箱2：協同探索技法群

　協同探索技法群は、対象者の療養生活における困難事を明確化し、その意味を理解する技法群です。患者が自己管理を自分の生活の中に取り入れることが難しい理由を探ることを目的としています。技法としては、問いかけ技法、話を聴く

表1｜基盤作り技法群の技法の種類と内容

技法	内容
看護職者が心を開く技法	● 挨拶 ● 自己紹介 ● 目線を合わせる
寄り添い技法	● 対象の気持ちに同意する ● できそうにない気持ちを受け止める
呼び水技法	● 看護職者が関心をもって尋ねる ● 看護職者が自分の思いを伝える ● 小さなことでもやっていることを認める
自己表現の機会を保障する技法	● 看護職者の話をどう理解したかを表現できる機会を与える ● 感情、意見、考えを表出する機会を与える

技法、あたりをつける技法、確認の技法の４つあります（表2）。

　例として、受診を中断していた患者を理解するためには「受診しないままで良いと思っていたのですか？」と詰問するのではなく、「受診されなかった理由が何かおありかと思うので、教えてもらえますか？」と尋ねます。これは「病気・療養に関する思いを聴く」という内容であり、技法としては「話を聴く技法」に該当します。

　以前、ADL 的には問題のない高齢患者が、近所に娘が住んでいるにもかかわらず、「誰も自分のことをかまってくれなくて、外にも出られない。家で何をすればよいかわからない」と繰り返し訴えていた事例がありました。患者の表面的な言葉だけを受け止めれば、困難事は「家で何をすればよいかわからない」ことであるとして、看護師の答えは「TV を見たらどうですか？」「編み物って楽しいんですよ。やってみてはどうですか？」という提案になってしまいがちです。

　しかし、患者が求めていることはそのようなことではなく、「誰も自分のことをかまってくれなくて……」ということではないかと思い、「もしかして○○さん、寂しいのかなぁ」と聞きました。すると「そうなのよ、ひとりぼっちって感じで、実はわたし寂しいのかも……」と、自分の気持ちを話し始めました。このような看護師の声かけは「何を求めているのかあたりをつける」ことであり、「あたりをつける技法」の種類に入ります。

　このように協同探索技法群とは、患者のこれまでの生活を問う、病気・療養に関する思いを聴く、その人のこだわっているところをキャッチする、復唱するなどによって、患者と共に今何が患者の困り事になっているのかについて探索していく技法群なのです。

表2｜協同探索技法群の技法の種類と内容

技法	内容
問いかけ技法	● これまでの生活を問う ● 病気や療養法の認識について問う
話を聴く技法	● 病気・療養に関する思いを聴く ● 生活について聴く
あたりをつける技法	● その人のこだわっているところをキャッチする ● 何を求めているのかあたりをつける
確認の技法	● 復唱する ● 対象者の話したことを要約する ● 対象者の表現されていない感情や思いについて看護職者が解釈したことを伝える

3）道具箱3：取り組み支援技法群

　取り組み支援技法群は、困難事を緩和しながらその人らしい療養生活が送れるような方法を共に見出し、その取り組みを手助けする技法群です。患者が困難だと感じていることの解決に向けて、意見を聞きながら具体的な提案を行い、患者に合った方法を自己決定できるように支援することを目的としています。

　技法の種類は、気づきを高める技法、療養方法の提案に関する技法、自己決定を促す技法、療養行動のフィードバックに関する技法、（療養行動を維持習慣化するための）具体的な手段としての技法の5つあります（表3）。

　例えば、水分管理が必要な患者に、自宅での飲水量を記載してもらうことがあると思います。これは単に、記録してもらうということではなく、「セルフモニタリングを活用する」という内容であり、「気づきを高める技法」という技法に入る、取り組み支援技法群の中の一技法なのです。

　他にも、食事管理について「ライフスタイルを基に対処できそうな方法を提案する」ことや、今までより10分多く歩くと良いですよという「専門職としての意見を添える」こともあるでしょう。これらは、「療養方法の提案に関する技法」の種類に入ります。また、糖尿病患者がシックデイになったときに、食事が食べられない場合の対処などの「イベント対処の方法を提示する」のも、療養行動を

表3│取り組み支援技法群の技法の種類と内容

技法	内容
気づきを高める技法	● 対象者の興味・関心のあることから始める ● 対象者の強みを活用する ● セルフモニタリングを活用する
療養方法の提案に関する技法	● グラフ、写真、解剖図などの視聴覚教材を活用する ● ライフスタイルを基に対処できそうな方法を提案する ● 専門職としての意見を添える
自己決定を促す技法	● 実現可能な具体的な目標を設定する ● 決定権をゆだねる ● 待つ ● 必要な情報を整理する手段を提案する
療養行動のフィードバックに関する技法	● 経過を一緒に確認する ● できていることを認める、励ます ● 次回へ向けての目標や行動を確認する
（療養行動を維持習慣化するための）具体的な手段としての技法	● ステップ・バイ・ステップ法を活用する ● 一緒に行う ● イベント対処の方法を提示する

維持習慣化するための「具体的な手段としての技法」という技法になるのです。

　取り組み支援技法群とは、患者の興味・関心のあることから始める、患者の強みを活用する、ライフスタイルを基に対処できそうな方法を提案する、実現可能な具体的な目標を設定するなどによって、患者が自分の困り事を解決するために取り組んで具体的に行動できるようにする技法群です。

4 ┃ おわりに

　本章では、教育的関わり技法について解説し、対象者の変化がみられた事例の中に隠れている技法の詳細を取り上げました。

　日頃から看護師が患者と向き合いながら、何となく気になって話を聴いたり、患者が話しやすいような話題を投げかけたり、親しみを込めて「おはようございます」と挨拶したりすることが、とても大切な技法になります。

　このような日々の技法の積み重ねが、患者の行動変容のきっかけにつながるのです。日常何気ないケアを丁寧に振り返ってみると、「おっ！　私のやっていることはとても意味がある！！」という嬉しい発見につながるかもしれません。あなたが行っているケアの中から、看護の教育的関わりモデルの概念の1つである教育的関わり技法を見つけ出すことができれば、あなたの看護が輝いて見えること間違いなしです。

引用・参考文献

1) 河口てる子. 患者教育の実践研究事例「看護の教育的関わりモデル」. インターナショナルナーシングレビュー. 33(3), 2010, 116-22.
2) 中村雄二郎. 臨床の知とは何か. 岩波新書. 1992, 229p.

第7章

関係性をつなぐ熟練看護師の雰囲気
患者教育専門家として醸し出す雰囲気（PLC：Professional Learning Climate）

1 患者教育において看護師の醸し出す雰囲気になぜ注目したのか

　私たちは、事例検討をする中で、患者教育の専門家に必要な要素として看護師の醸し出す雰囲気や姿勢に注目してきました。看護師の雰囲気や姿勢は、知識や技術と異なり、明確に定義することが困難です。しかし、いくつもの事例を検討する過程で、プロセスレコードには十分に記載されていない熟練看護師の雰囲気や姿勢が、患者の行動変容が起こった要因として、必ず話題になりました。

　そこで、文字にすると同じ言動であっても、看護師の雰囲気や態度が違ったら同じ結果にはならなかったのではないかと話し合いました。関わりのまずさが示された事例では「どうして患者の話を聴かないで決めつけてしまうんだろう」、患者役割行動をとることが当たり前だと思い込んでいる事例では「できて当たり前ではなくできなくて当たり前から始めないと、患者さんはつらいね」などと意見が出ていました。

　こうした検討を繰り返す中で、患者教育に関わる看護師に備わっていてほしい雰囲気や姿勢は、患者教育のための看護実践モデルでは重要な構成要素であるという研究者間での合意を得るに至りました。また、この看護師の醸し出す雰囲気が生得的なものか後天的なものか、訓練可能な要素なのかに関しても議論をしました。私たちの結論としては、こうした患者教育専門家の雰囲気や姿勢は、より良い患者教育を志向して実践を繰り返す熟練看護師が身につけた経験知であるという意見の一致をみました。こうした看護師の雰囲気や姿勢の特徴としては、

①専門的なものであり、後天的に訓練可能であること

②患者の学習への動機づけに間接的あるいは直接的に影響し、患者教育の成果（Outcome）が得られやすくなること

③効果的な患者教育を実践している熟練看護師の専門的な知識や技術には、こうした雰囲気や態度が身についた能力として組み込まれている可能性が高く、ハウツー的な知識や技術だけでは効果的な患者教育にはなりにくいこと

などがあります。

　このような検討の結果、私たちは、患者教育専門家に備わっている雰囲気を「患者教育専門家として醸し出す雰囲気」と命名し、英語では Professional

Learning Climate としました。2003年に正式に発表して以来、英語の頭文字でのPLCという表現が定着してきました。

2 PLCの定義と構成

私たちは、PLCを「専門的な知識と経験に裏づけられ、効果的な患者教育の成果を導く、専門家に身についている態度あるいはムード」と定義しました。ここでいう専門的な知識は解剖生理学や病態生理学、疾病診断学、治療学の知識、その領域の最新のトピックスの知識、エビデンスのある研究知見に基づく介入方法などを意味しています。

患者教育を行ううえで専門領域におけるこのような知識は、医師だけでなく看護師にとっても患者からの信頼を勝ち得るためには、極めて重要です。私たちは事例検討を繰り返す中で、専門的な知識や技術に加えて、看護師の雰囲気や態度が身についていることがさらに重要だと考えたのです。このことは「人間性の尊重」の意識が態度として現れたものとも考えられ、専門的な知識と技術だけでは、生活者としての困難を抱えながら療養行動をしなければならない患者への患者教育としては不十分だと結論づけました。

「人間性の尊重」に関しては、①患者が主体である、②患者一人ひとりは異なっている、③人（看護師）は人（患者）を変えられない（患者は変化する存在である）という基本的な患者教育に関する哲学的スタンスを有していることだと考えるに至っています。この哲学的スタンスは、ケアリングの基本スタンスと言い換えてもよいかもしれません。

図1にPLCの構成について示しました。患者教育の熟練看護師は、専門的な知識と技術に合わせて人間性の尊重ができていました。知識と技術の指導優先だと患者は気持ちを受け止めてもらえず、不満を感じる可能性が強くなると思いま

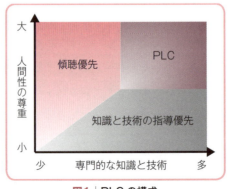

図1 | PLCの構成

す。一方、専門的な知識と技術が不足している状態で傾聴しているだけでは患者が方向性を見失ったり不安になったりしてしまう可能性もあります。患者が自分に合った療養法を見出せずに悩んでいたり、健康のためを思ってとっている行動が逆に不利益をもたらしたりしている場合に、看護師が専門的な知識と技術を持たず傾聴のみの関わりであったとしたら、すなわち図1の左上の「傾聴優先」であれば、患者は療養法の方向性を見出せずにいたり、将来起こり得るリスクを看護師が見逃すことにつながります。PLCを身につけることは、看護師が医療専門職の自覚と自信をもって患者に向き合うことにつながると考えています。

3 ┃ PLC の 11 要素

PLCは、本モデルの中核的な構成要素だと考えています。Version 3からのすべてのモデル図（第1章図3〜8 p.11〜）でもわかるように、他のすべての構成要素を包み込むような位置づけです。他の構成要素がより効果を発揮するための促進条件のような役割を果たし、患者教育の実践効果を高めていく機能があると考えています。またPLCが伴わないと患者との関係性が十分に構築されず、無機質な関わりになってしまうと考えています。

患者教育の事例をPLCの視点で分析した結果、私たちは現在までに次に挙げる11の要素を抽出しました。要素を抽出する際には、事例の検討をとっかかりにしながら、患者教育研究会メンバーの患者教育における実践知や経験知を、ぶつけあいながら討論しました。各要素は上で述べた哲学的スタンスを具体化したものだと考えています。各要素はPLCそのものではなく、PLCのある人の体現する行為だと捉えています。それぞれの要素について説明します。

1）心配を示す

患者の幸福と成長・発達への願いや望みを抱きながら、患者の心配事や困り事に対して看護師として心配していることを態度で表すことです。熟練看護師は、少ない患者情報から、疾病の特徴的な進行過程や生活全般への影響などについて推測することができます。

分析事例では、患者がまだ自分のこととして認識していない将来の予測について専門家として心配していることを、押しつけにならない配慮をしながら伝えていました。例えば「足の循環障害が起こっていないだろうか」や「忙しい状況の中で療養行動はできているのだろうか」「視力が低下している中で、インスリンの目盛りはちゃんと見えるだろうか」などと危惧し、もし看護師からの介入がなければさらに悪化するのではないかと心配します。医療者が患者のことを親身に

なり、心配している態度を示すことは、患者の安寧につながります。そして、心配事が解消されれば、患者と共に安堵し、ねぎらいの言葉をかけることもこの要素に含まれます。

2) 尊重する

　患者と看護師としての関係の前に、人間対人間の関係として、患者の潜在能力に対して畏敬の念を持ち、患者の成長・発達しようとする努力に向けられる敬意の気持ちです。患者指導の過程で、患者が療養行動をしたくないと発言したり、否定的な言動を繰り返したりするときであっても、医療者の論理を押しつけて患者の気持ちを否定するのではなく、これまでの患者の生き方が反映された価値観や信念を尊重することを意味します。例えば、食事のとり方を変えないという患者の発言に対して、無理やり説得したり指導したりするのではなく、患者の変化し得る可能性を尊重して関わっていくことなどで示されます。実行可能性のある計画案を一緒に考え、計画案を立案することへの参加や選択に対する患者の自己決定を尊重することを意味します。

3) 信じる

　もうどうでもいいんだと発言する患者であっても、病気とともに生きている患者一人ひとりがどこかに良くなりたいという希望や願いがあることを信じて関わることを意味します。どうせ無理だろうと決めつけたり、どうせ嘘に決まっているなどと疑ってかかるのではなく、患者の言葉をまずは信じてきちんと受け止めることです。例えば血糖コントロールが不良な患者が「言われたことはきちんと守っています」と主張するときには、食事療法や服薬コンプライアンスに問題がある可能性は否定できないとしても、患者の言葉を信じて一緒に原因を考える姿勢を示すことなどで現わされる態度です。

4) 謙虚な態度である

　看護師は、医療に関する多くの知識と技術を持っています。そのため、コンプライアンスの低い患者には、患者の話を十分に聴かずに専門的な知識を披露して指導してしまいがちですが、わかっていてもできないと悩む患者にとっては、看護師の指導が耳に入ってこない可能性があります。患者は、これまでの人生を生きてきた自分の生活の主人公であり、病気とともに生きる生活の中での知恵を兼ね備えた患者のプロとも言えます。看護師は、病態や治療上のことに関しては患者より詳しいとしても、生活者としての患者のことは一部分しか知りません。知的謙虚さをもって患者と対峙することで、患者の努力や生活の知恵を聴くことができます。

5）リラックスできる空間を創造する

　患者は、病院に来るだけで緊張してしまうことも多く、そうでなくても忙しそうな医療者に自分が療養生活上で困っていることを気楽に相談できないことが多いものです。そのため患者が緊張感を和らげ、安心して感情を表出したり、落ち着いて自分のことを振り返ったり、看護師と打ち解けた対話をしながら今後のことを考えたりするために、リラックスできる空間が必要になります。熟練看護師は意図的にそうした空間を創造しています。

　例えば、待合室か個室のどちらで対応するかを判断したり、目線の高さや椅子の位置で患者との物理的距離を調整したり、患者が安心して話せる空間を作ります。患者に不愉快な思いをさせないために、自分の身だしなみにも気を配ります。患者と心地良い対話ができるように、声の大きさや調子、表情、言葉使いにも配慮します。どんなに忙しい状況でも、患者に「忙しそうだから遠慮しよう」と思わせないように、笑顔を絶やさず、落ち着いた態度で、患者へ身体を向け、視線を合わせて対応することなどで、患者がリラックスできる空間を創造します。

6）聴く姿勢を示す

　患者が自分の話を聴いてもらっていると思えるように、患者の話を聴く姿勢を示すことです。熟練看護師は、患者の病気に対するつらさや怒り、時には医療者への不満などに対しても、まずは意見をはさまずに黙って患者の話を聴きます。そして、患者が気持ちを落ち着かせて考える時間を設け、その時間に生じた沈黙を受け入れ、患者が語り始めるのを待つのです。患者の意向と医療者の意向が一致しない場合でも、まずは患者の思いを理解しようとし、看護師の内面に生じる主張や感情をコントロールしながら、一貫して聴く態度を継続して示します。看護師が聞く姿勢を示すことで、患者はさらに語ろうという気持ちになります。患者が、病気について感じたり考えたりしていることや望んでいることを語り、看護師に聞き入れられたと感じることは、患者が自ら変化するきっかけになります。

7）個人的な気持ちを話す

　看護師が個人的な気持ちを話すことで、患者は親しみを感じやすくなり、人間的な弱みなどを見せやすくなります。ある看護師が冬の寒いときに散歩をしたくないという患者に対し、「私も朝早く歩いてみたんですが、寒いときに起きるのは大変ですね。でも歩き出すと気持ち良いものなんですねえ」と話しかけました。すると患者は「やる気はあるけど、起きるのがおっくうになって……」と自

分の気持ちや「頑張って起きて歩いたときには、確かに気持ち良かったことを思い出しました」と体験を話し、「何とか頑張ってみます」と話して帰ったそうです。

できていないことを事務的に指摘するだけでなく、このように同じ人間として感じる気持ちを率直に口にして、個人的な気持ちを話すことで、患者は看護師が自分の気持ちをわかってくれていると感じます。そして、患者自身も自分の個人的な気持ちを話しやすくなり、行動変容のきっかけにつながりやすくなるのです。

8）共に歩む姿勢を見せる

医療従事者が共に歩む姿勢を見せることは、病気とともに生きている患者にとっては、とても大きな励ましになり、安心感が得られるようです。患者が自分のことを話し出したときに、あたかも自分のことか自分の家族のことのように親身に患者の相談に乗り、一緒に解決策を考えたりして、とことんつき合っていく姿勢を示す看護師は、患者にとっては心強い存在です。患者に関わる医療従事者全員がチームとして共に歩む姿勢を見せることが最も望ましいことです。医療チームのコーディネーターとして患者と共に歩む姿勢や雰囲気を醸し出すように調整することは、看護師の重要な役割です。

例えば、血糖値はさまざまな要因によって影響されるので、必ずしも食事量と運動量だけによって決定されるわけではありません。教えられた食事療法や運動療法を実行してもなお、血糖コントロールが上手く調節できないこともあります。そんなときに患者の話に耳を傾け、一緒に原因を考え、対策を考えていく姿勢を示すことが、長期にわたる自己管理を支えるために必要な態度です。

9）熱意を示す

長期にわたる自己管理をする中で、患者は疲れてしまったり、投げやりになってしまったりすることがあります。それなりに頑張っていても合併症が出現したり、血糖コントロール不良が続いたりすると、無力感に陥ります。そうしたときに熱意をもって関わってくれる看護師の存在は、患者にとっては頼りになる味方です。患者に「僕のことはほっといてくれ」と言われたり、煩わしそうな顔を見せられたり、明らかに看護師の話を聞いていない態度をとられたりすると、看護師のほうが無力感に陥ったり、どうしていいかわからなくなったりすることがあります。このような状況で、あきらめずに患者のことを考え続け、熱意を示し続けることは、看護師にとって忍耐と努力を必要とします。しかし熱意を示すことで、一度でも患者が看護師の言うことに耳を傾けるようになったり、行動を変え

たりすることがあり、熱意を示して患者に関わることの意義を看護師自身が認識できるようになります。

10）ユーモアとウイットを言う

一般的に日本人はユーモアとウイットを苦手とする人が多く、特に看護という仕事をする中でユーモアとウイットを上手に活用する人は少ないようです。事例検討では、食事制限が守れず饅頭を食べてしまったという患者に対して、患者を責めるのではなく、「この饅頭がいけない、このあんこがいけない、これを売っていたお店が……」と食べられた饅頭を必死に責めて怒ったというエピソードがありました。途中から患者も一緒になって笑い、その後でどうしても饅頭が食べたくなったときにはどうしたらよいか一緒に考えることができたそうです。

病気が完治する見込みが立たないとき、病状が進行していくことを治療で止められないとき、患者が自己管理しているつもりでも合併症が出現したときなど、医療者も患者と一緒に無力感を感じやすいものです。そういうときの医療者とのユーモアやウイットに富んだ会話は患者の気持ちをほぐし、患者は肩の力を抜いて、また新たに療養行動をとる気持ちが芽生えます。

11）毅然とした態度を示す

これまで述べてきた要素は、ケアリング・マインドやカウンセリング・マインドと解釈できる雰囲気や姿勢だと思いますが、この「毅然とした態度」という要素は最後に抽出されたもので、看護師の凛とした厳しさを伴った態度になります。患者に合わせるだけでなく、時には専門家としての毅然とした態度を示すことが、結果として患者からの信頼を得て、感謝されることにつながることがあります。いつも優しく話を聴いていた看護師が、患者の発言や態度に対して毅然とした態度で真剣に叱ることが、患者が受け入れたくない現実と向き合うきっかけになることがあります。

4 | PLC の修得の方法

今まで述べたように PLC は専門的な知識と技術に「人間性の尊重」というマインドが組み込まれた能力として発揮される実践の知と言えます。こうした実践の知が発揮できる熟練看護師は、Benner の臨床推論の能力 [1] や Schön の反省的実践家としての能力 [2] と通じるものがあると考えています。

PLC の能力を高めていくためには、実践の中で「行為しながら考える」反省的実践家として経験学習を意識的に重ねていくことが必要です。こうしたリフレクションは最初から一人では難しいため、個別にメンター的な同僚に話を聴いて

もらったり、事例検討会などの機会を持つとよいでしょう。

　看護師が作り出す雰囲気は、患者と看護師との相互作用の効果に影響すると言われています。看護師が PLC を身につけ効果的に用いることで、患者は自分自身を見つめなおし、変わるきっかけを持てるようになることがあります。PLC は目に見えるものではありませんが、熟練看護師の患者教育場面において、間違いなく表れているものです。

　日々の実践で PLC の要素を意識すると、患者教育はより良いものになり、行動変容につながる機会が多くなると考えています。また、PLC の習得には、豊かな PLC を有する熟練看護師の関わりを直接見る機会を多く持つこと、対応困難事例の事例検討を熟練看護師と共に行うことが有効であると考えています。

引用・参考文献

1）Benner P, et al. ベナー／ルーベル現象学的人間論と看護. 難波卓志訳. 医学書院，1999, 1-30.
2）Schön DA. 専門家の知恵. 佐藤学ほか監訳. ゆみる出版，2001, 229p.
3）安酸史子ほか；患者教育研究会. 患者教育に必要な看護職者の Professional Learning Climate. 看護研究．36(3), 2003, 51-62.
4）大池美也子ほか. 糖尿病患者教育における Professional Learning Climate. プラクティス．23(5), 2006, 545-51.
5）長谷川直人ほか；患者教育研究会. 行動変容のプロモーター・患者教育専門家として醸し出す雰囲気（PLC：Professional Learning Climate）. ナーシング・トゥデイ．26(6), 2011, 39-43.
6）Bermosk LS, et al. 看護面接の理論. 松野かほる訳. 医学書院，1972, 182p.

第**8**章

対象者の変化

1 | はじめに

　私たちは、例えば血糖コントロール状態にばかり目を向けて指導してきたような従来の患者教育のあり方は効果的でないばかりか、患者をうつ状態に追い込むことも多いと経験的に捉えています。実際に食事療法を長期にわたって続けている患者は10%程度であるという実態から、「できないのが普通」というスタンスに立って、患者を責めないで一緒に問題解決を探っていく教育のあり方への転換を推奨し、事例検討を通して「看護の教育的関わりモデル」を開発してきました。熟練看護師たちのすぐれた患者教育における実践知を、精神論や経験論で片づけてしまわないで、患者教育の初心者にも説明できるモデルを作成することで、看護師の実践力を高めることが目的でした。

　対象者の変化として血糖コントロールだけに注目しないと明言しましたが、それでは本モデルにおいては、対象者の何をもって望ましい変化として見ているのかということについて、整理してみたいと思います。

2 | 熟練看護師は患者の何をどのように見ているのか

1）長期的な見通しを持つ

　病棟や外来での患者との関わりにおいて、直接言葉を交わすことができないこともありますが、熟練看護師はちょっとした機会に直感的に対象者の気になる状況を感じ取り、意図的に関わり、望ましい変化が見られたかどうかを確認しています。反応によっては少し待ってタイミングをみようと判断したり、さらに時間を作って直接会話したりします。望ましい変化は決して短期的に到達できないこともありますが、患者の可能性を信じて焦らず、関わる意思を継続して持ち続け、望ましい変化がみられることを目標に関わり続けていきます。「今ここ」での小さな患者の変化を確認する目を持っている必要がありますが、1つ1つの変化に一喜一憂しないで長期の見通しのもと、おおらかな気持ちで患者の変化を見守ることが重要と考えています。

2）小さな変化を積み重ねる

　生理学的なデータの変化には反映されない「感情」「言動」「認知」の小さな変

73

化を望ましい変化に向かう一歩として捉えています。例えば、過体重の患者が2kgの減量を目標にして、アクションプランとして食事療法と運動療法を具体的に立てたとします。全く体重に変化がなかったときであっても、週に1度はアクションプランの1つである朝の散歩をしたという場合、「0」から「1」に行動を始めたことを対象者の変化として評価します。

　まだ客観的指標での成果が出ていなくても、このような小さな成功体験の積み重ねが時間はかかっても生理学的な変化にも結びつくと考えています。そのため、データだけではない患者の変化を捉える目とやる気を維持できるように評価するスキルが大切だと考えています。時には、対象者の努力では病気の進行が止められなくて悪化し、患者が無力感に陥ってしまい絶望感にさいなまれることもあります。そういう状況のときであっても、人間は最後の最後まで希望を抱くことが可能です。その希望を一緒に見出すことができたということがあれば、それも貴重な対象者の変化であると考えています。

3）行動の目に見えない部分を見る

　図1に認知行動療法における行動の捉え方を示しました。行動は行為と感情と思考で成り立っています。行為は目に見えますが感情と思考に関しては、本人に聞かないとわかりません。自動思考や認知の歪みがある場合など、すぐには本人も自分の感情や思考に気づかない場合もあり、精神の専門家にゆだねないといけないこともあります。熟練看護師は、患者の行為だけで決めつけないで、その裏にある患者の感情と思考を確認して、患者の行動としてその変化を見ています。多くの患者は、指示された療養行動が行為としてはできていなくても、やらなければならないことはわかっていて（思考）、情けない気持ち（感情）でいることが多いのです。それを一方的に、行為ができていないのは知識不足と決めつけ指導されると、抵抗感につながる可能性が高いのです。

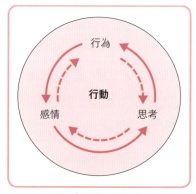

図1　行動の捉え方

熟練看護師はこのような患者の変化を見ており、私たちは対象者の変化の定義を「このモデルのアウトカム（outcome）であり、感情、認知、言動、徴候（検査データ）や症状などが変化あるいは維持すること」としました。

3 対象者の変化の具体例

表1では、事例から拾った対象者の変化を、感情、言動、認知、表情、徴候（検査データ）や症状、環境に分類し、「対象者の気になる状況」と「望ましい変化」とに二分して表しました。表情と環境の項目は、当初は設けていなかったのですが、私たちが重要だと考えているところなので、検討の結果、別立てにした経緯があります。実際の患者の変化は直線的なものではなく、特に感情に関しては、同時に両方の感情がみられることもよくあります。例えば、「まだ不安だけど少しだけ気持ちが楽になった」「話を聴いてもらって救われた気分です。でもなんで私がこんな思いをしなければならないかと情けない気持ちは変わりませ

表1 | 対象者の変化の例

	対象者の気になる状況	望ましい変化
感情	悲しみ、恐怖、怒り、不安、つらい、苦しい、重たい気持ち、先が見えない、突き落とされる感じ、情けない、憤り、不信感、不満、自己効力感が低い、無力感、希望がない、感情表出が少ない、自覚的 QOL の低下	安心、喜び、気が楽になる、気が軽くなる、救われた気持ち、ほっとする、信頼、満足、自己効力感が高い、気力が出てきた、希望がでてきた、自覚的 QOL の改善
言動	アクションプランを実施しない、血糖測定をしてこない、非効果的な療養行動、人任せ、治療中断、定期通院しない、目をそらす、質問しない、腕を組む、のけぞる、緊張した声のトーン、隙だらけの背中、肩を落とす、悲しげな背中、涙、日常生活に支障がある、家庭内での役割を果たせない、他人事として病気を捉えた発言	目を見て話す、質問してくる、アクションプランを実施する、血糖測定をする、自己選択、自己決定、自分から話しかける、定期通院、柔らかな声のトーン、日常生活に支障がない、社会的な役割を果たすことができる、自分のこととして病気を捉えている発言
認知	わからない、データの意味が解釈できない、療養行動に必要な知識不足	わかった、合点がいく、納得、データの意味を解釈できる
表情	硬い表情、こわばった顔、眉間のしわ、口角がゆがむ	目の輝き、穏やかな表情、笑顔
徴候（検査データ）や症状	コントロール不良／悪化する／改善せず、合併症の出現、HbA1c の変化	コントロール良好／悪化しない（維持）、自覚症状改善
環境（人的・物的）	家族の過干渉、職場の同僚や上司の無理解、融通の利かない生活環境	穏やかな家族の見守り、職場の同僚や上司の協力、融通の利く生活環境

ん」などというように、複雑なものです。そうした患者の変化を丁寧に感じ取って、ベクトルとしては望ましい変化に向かっていくように意図的に関わっていくのだと考えています。さらに対象者の変化としては、家族の変化も重要なポイントになります。

　ここで重要なことは、データなどは数値や検査結果でわかるので、あえて対象者に確認しなくても知ることができるのですが、「感情」「言動」「認知」に関しては、対象者をみる（見る、観る、看る）ことと対象者の話をきく（聞く、聴く）ことを通してしかわからないということです。その際に、「どうせこうだろう」というように先入見をもって、「みたり」「きいたり」すると、対象者の言動の解釈にバイヤスがかかるので、注意をする必要があります。

4 さいごに

　対象者の変化を捉えるうえで、看護の教育的関わりモデルの前提となる人間観「人は①主体的な存在である、②一人ひとりは異なっている、③自分自身で変わる存在である」は大きく影響します。このような人間観に立つと、検査データや行動に好ましい変化がなかなか現れなくても、「今はまだ機が熟していないのかもしれない。でもいつか変わるときがくるのではないか。もう少し待ってみよう」とあきらめずに関わり、「前よりも投げやりな発言をしなくなってきたかもしれない」などと小さな変化を捉えることができます。そして、その小さな変化を患者と看護師がお互いに認め合うことで、お互いに成長していることを自覚し、実践に手ごたえ（やりがい）を感じられるようになるでしょう。

第**2**部

事例編

プロの技見せます

第 1 章

通院を中断していた 2 型糖尿病患者

患者紹介 夏川さん（仮名） **40歳　男性**
軽度の精神発達遅滞と、うつ病の既往があり障害者就労施設で働く。2型糖尿病の診断後、半年間の通院中断がある。Aクリニック初診時のHbA1cは13％である。

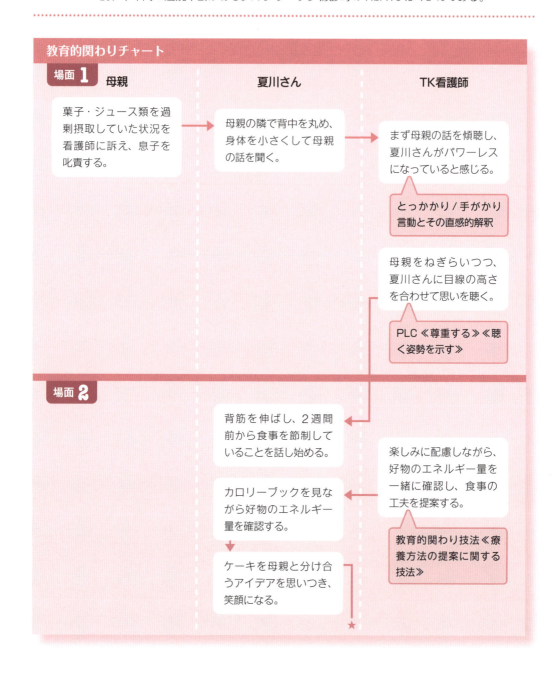

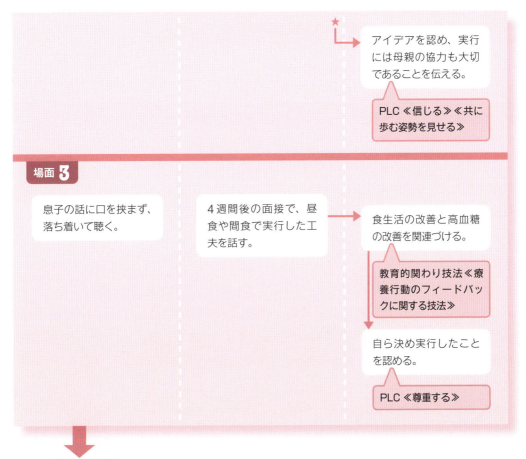

はじめに

　糖尿病の初期では、糖尿病がどのような病気なのかを理解すること、自身の生活に合った療養法を見出すことが、患者にとって課題となります。これらの課題に取り組むとき、医療者との関係性が大きく影響します。患者が医療者に対して否定的な感情を抱くと、治療の中断など好ましくない事態が起こります。Professional Learning Climate (PLC) の概念を知ることは、看護師が患者と良い関係を築くうえでの指針となるとともに、医療者との関係作りにつまずいた患者との関係の立て直しを目指した関わりの参考にもなるでしょう。

● 事例 | 母親に叱責され萎縮していた夏川さん

　夏川さんは40歳の男性で、母親と2人暮らしです。軽度の精神発達遅滞、うつ病の既往があり、障害者就労施設で働いています。自宅近くにある一般病院で2型糖尿病と診断されましたが、医師への不信感のために通院を中断し、半年後にA糖尿病クリニックを受診しました。Aクリニック初診時の空腹時血糖は約600 mg/dL、HbA1c 13％でしたが、夏川さんは入院もインスリン注射も拒否しました。栄養指導は半年前の診断時に受け、1日1,800 kcalの指示でした。尿ケトン体が陰性でインスリン分泌能が比較的保たれていたので、医師は食事療法と経口血糖降下薬にて経過観察としました。

　2週間後の受診時、随時血糖は390 mg/dLでした。医師は血糖が是正傾向にあると判断して処方内容は変更せず、食事療法の実施状況を確認するなどの療養指導をTK看護師に依頼しました。診察後、TK看護師は夏川さんと同伴していた母親の2人へ声をかけ、療養指導室に案内しました。

　面接では、まず母親が堰を切ったように、これまでの食生活について話し始めました。夜中にスナック菓子を食べジュースを多飲していたのでこのような事態になってしまったと、興奮した様子で一気に話しました。夏川さんを責めるように話す母親の隣で、夏川さんは背中を丸め身体を小さくして話を聞いていました。

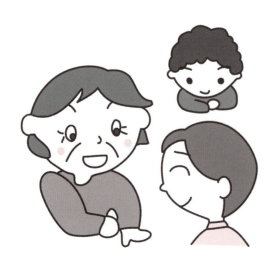

● 夏川さんへの教育的関わり

場面 1 「大きい母親」と「小さい息子」の構図を変える

　TK 看護師は、母親が 40 歳の夏川さんを子ども扱いする様子に違和感を抱きながらも、まずは母親の思いを尊重しようと、じっと我慢して長い話を聴きました。ひと通り話し終えた母親は、「今回こちらのクリニックでも糖尿病と言われたことで本人は多少やる気になっているとは思うんですけれど、どうなんでしょうね」と、TK 看護師に質問しました。

　TK 看護師は、夏川さんを差し置いて母親が一方的に話す雰囲気が、夏川さんをパワーレスにしていると感じました。そこで、「息子さんのことを心配されているのですね」と母親に答えてから、うつむいている夏川さんへ身を乗り出し、目線の高さを合わせて「夏川さん自身はどう思っていらっしゃいますか」と穏やかな口調で尋ねました。

> **ここが 落とし穴！**
> 家族が同席していると、家族の努力を認めようとして、「お母さんがこんなに心配しているのだから、夜に食べたりしちゃだめじゃないですか」と一緒になって生活態度を批判してしまいがちです。批判すると、患者はますます小さくなります。「僕はダメだ」などの低い自尊感情は食事療法への取り組みを妨げます。声のかけ方を工夫しましょう。

TK モデルを用いた解説

　TK 看護師は 40 歳の息子を子ども扱いする母親への違和感から、夏川さんが主体的に食事療法に取り組めず（本来の力を発揮できず）、母親が空回りしているのではないかと予想しました❶。

　しかし、息子の健康の心配や養育者としての罪悪感など、複雑な思いも同時に感じました。母親の思いも尊重しようと、まずは母親の話を否定せずに聴き、「心配されているのですね」とねぎらいの言葉をかけました。そして、夏川さんが治療の主役だというメッセージを態度で示しながら声をかけ、思いを聴こうとしました。このような関わりは、萎縮している夏川さんが少しずつ自身の力を発揮できるようになるための働きかけといえます❷。

❶【とっかかり／手がかり言動とその直感的解釈】

❷【PLC】≪尊重する≫≪聴く姿勢を示す≫

場面 2　「できそう」と思える方法を一緒に見つける

　夏川さんは、「2週間前に血糖が600（mg/dL）だったから、やっぱり糖尿病なんだと思って、ジュースをやめてお茶にして、お菓子もやめたんだよ」とぼそぼそと話し始めました。TK看護師が、「ああ、それで今日の血糖が390（mg/dL）に下がったのですね」と返すと、夏川さんは「僕もそう思う」と、丸めていた背中を徐々に伸ばし、TK看護師の顔をまっすぐ見つめました。そこから夏川さんとTK看護師の対話が始まり、この2週間は間食は一切なし、昼食は施設の食堂でかけうどんや山菜そばのみという、夏川さんなりに努力する様子がわかりました。

　TK看護師は、食事を頑張って制限しすぎていること、長続きできる方法が大事であることを説明しました。そして、以前の病院で食品交換表を教わったというので、食品交換表の本を見せると、夏川さんは手に取ってページをめくり、肉類のページに目をとめました。TK看護師は指示エネルギー量の目安を教え、精神発達遅滞のある夏川さんがどの程度までエネルギー量について理解できるのか見極めようと、反応に注目していました。料理の写真とエネルギー表示を見て「豚肉の生姜焼きは2〜3枚」などと確認する様子から、1回の摂取エネルギー量の目安を理解できそうだと判断しました。

　次に、夏川さんは間食のページに目をとめ、「お菓子は全く食べてはいけないのか」と質問しました。TK看護師は、今は300 mg/dL以上の高血糖のため中止するほうがよいと答える一方で、80〜160 kcalの量をカロリーブックで示し、我慢すると長続きしないことが多いので血糖値が落ち着いてから1週間に1回など自分で量を決めて食べ

ここが 落とし穴!

随時血糖値が、合併症予防のための血糖コントロール目標（空腹時130 mg/dL 未満、食後2時間 180 mg/dL 未満）に対して著しく高い場合、「まだまだ高い、インスリン注射しなきゃ」などと批判的な声かけをすると、患者は看護師と対話したいとは思わなくなります。小さな努力を認めて肯定的な声かけをしましょう。

ここが 落とし穴!

食事内容を聞いて、「炭水化物のとりすぎ」「お菓子は絶対にだめです」と言いたくなるかもしれません。けれども、食事療法は継続されてこそ効果が現れるものです。自己効力の高まる療養法を、対話の中から患者自身が見出せるように関わりましょう。

ここが プロ!

経口血糖降下薬と食生活の是正により、2週間で随時血糖が 600 mg/dL から 390 mg/dL に改善したことは、インスリン分泌能が保たれていることを示しています。HbA1c 13％が7％未満に下がるには数カ月かかります。患者の生活全体をみながら、まずは食事を整え、糖毒性が解除されてきた頃に運動量を増やすなど、スモールステップで取り組むことが大切です。

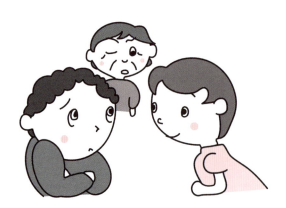

ることを勧めました。夏川さんはカロリーブックのショートケーキの
写真を見て、「ケーキ1個を母さんと半分ずつにすればいいのかな」
と言いました。母親は「ええ……」と苦笑していましたが、TK看護
師は夏川さんのアイデアを支持し、次のように話しました。「1回の
食べる量を少なくすると、その分、いろいろな種類のケーキが楽しめ
ますね」「一緒にやってくれる人、見守っていてくれる人の存在が大
事です。ケーキを分け合うことで、お母さんも食事療法に協力するこ
とになるのですよ」。最後に「私も応援しています」と伝えると、夏
川さんは笑顔を見せ、和やかな雰囲気に包まれて面接は終わりまし
た。

> ### TKモデルを用いた解説
>
> 　ジュース・お菓子を中止していたことと血糖の変化を結びつけら
> れるようにTK看護師が声をかけることで、夏川さん自身も感じて
> いた食事療法の効果がより確かなものとして共有されました。夏川
> さんが摂取エネルギー量で血糖を下げることに興味・関心があると
> 判断し、お菓子が夏川さんにとって生活の楽しみでもあることに配
> 慮しながら、エネルギー量の知識を伝え、具体的な方法を提案しな
> がら対話を進めていきました。その人の生活の文脈から見出された
> 療養法は継続されやすいのです❶。このように、夏川さんが継続で
> きそうと思える療養法を見出せるよう、TK看護師は一貫して、指
> 示的な口調にならず、食事を整えようという夏川さん自身の力を信
> じ、母親や看護師が共に歩む人であるというメッセージを伝えなが
> ら、話を進めています❷。

❶【教育的関わり技法】≪療養方法の提案に関する技法≫

❷【PLC】≪信じる≫≪共に歩む姿勢を示す≫

場面 3　糖尿病とともに生活する人としての成長を支持する

　4週間後の受診時、随時血糖は254 mg/dL、HbA1c 10%でした。面
接での夏川さんは明るい表情で、昼食では揚げ物の少ない定食を選ぶ
ようにしたこと、スナック菓子はやめたこと、時々ビスケットや煎餅
を2〜3枚に抑えて食べていたこと、ケーキではなく団子や饅頭を母
と一緒に食べたこと、などを話しました。母親は、夏川さんの話に口
を挟むことなく、落ち着いて聞いていました。TK看護師はエネル
ギー過剰摂取が改善してきたことを認め、夏川さんの努力をねぎらい

ました。

　そして、Aクリニックに来るまでの半年間の受診中断に注目し、糖尿病と診断された以前の病院での様子を質問しました。夏川さんは、医師の説明が難しく、「要するに食べ過ぎだ」という一言で馬鹿にされているように感じ、栄養士の話もほとんど耳に入らなかったことを話しました。Aクリニックを受診する気持ちになった理由は、口渇と多尿が気になっていたためだとわかりました。そこでTK看護師は、高血糖の身体の状態についてイラストを用いて説明し、思い当たる症状がないか、所々で質問を挟みました。夏川さんはうなずきながら話を聴き、食事に気をつけるようになってから「トイレの回数が減ってきた」「なんとなく身体が楽になった」と、糖代謝が改善傾向にあることを確認できているようでした。TK看護師は、「食事を整えるようにしたので、インスリンがうまく働ける身体になってきたのですよ」と食事と身体の変化の関連を説明しました。

TKモデルを用いた解説

　TK看護師はHbA1cが改善傾向にあることを確認し、スナック菓子をやめたり、ビスケットや煎餅の量を考えたり、ケーキよりも和菓子を選んだりという、夏川さん自身が決めた方法を実行していた点を認めました。そして、高血糖の病態を説明しながら身体症状を尋ね、過剰な摂取エネルギー量が改善された結果、高血糖が改善してきたという専門家としての意味づけを伝えました❶。このようにTK看護師は、夏川さんを自身の健康管理に責任を持つ一人の大人として尊重し❷、療養生活と身体状況について対話することで、糖尿病を自分でコントロールする感覚を持てるように働きかけています。

● 夏川さんの変化

　栄養士と再度、話をしてみようと思うか尋ねたところ、夏川さんは「おやつのことはわかってきた。次は、朝食と夕食をどうしたらよいのか、もっと知りたい」と力強い口調で言いました。TK看護師は栄養指導の予約を手配し、夏川さんの食事療法の継続を見守ることにし

ここが落とし穴！

身体状況について説明するとき、「こんなに血糖が高い状態が続くと合併症になりますよ」と脅さないよう注意しましょう。通院中断する患者の心理的背景として、将来の合併症を恐れ、病気を「否認」することがあります。特に、うつ病既往がある患者の場合、過剰な精神的負荷に注意する必要があります。

食事療法により血糖をコントロールできるという自信がついてきたときに、合併症は予防できるということを強調し、反応に注意しながら具体的な説明をしていくとよいでしょう。またシビアな話をするときには、私が傍にいますよという【PLC】の「共に歩む姿勢」も示しましょう！

❶【教育的関わり技法】≪療養行動のフィードバックに関する技法≫
❷【PLC】≪尊重する≫

ました。

　通院中断により高血糖が続き、医療者との関係を築けず、母親に叱
責され萎縮していた夏川さんにとって必要なことは、自分の力を信じ
ることでした。≪尊重する≫≪信じる≫という【PLC】の要素を身に
つけたTK看護師の対応は、夏川さんが自分の力を信じ、生活に合っ
た食事療法を見出し、自信をもって取り組む変化を促したといえま
す。

第 2 章

頻回のインスリン注射を嫌がる糖尿病患者

患者紹介 **田代さん** (仮名) **56 歳 女性**

夫と大学生の子ども 2 人の 4 人暮らし。介護職員として不規則な勤務をこなしている。
8 年前に 2 型糖尿病の診断を受け、半年前に混合型インスリン製剤の朝夕 2 回注射を
開始したが、HbA1c は 10 ％台で経過していた。頻回のインスリン注射には難色を示
している。

教育的関わりチャート

場面 1

田代さん

TK看護師

交代勤務で忙しい中、几帳面に血糖自己測
定の記録をつけ、外来受診時には毎回持
参している。

→ 努力と自己管理がうまくいく可能性を感じ
る。

> **とっかかり / 手がかり言動とその
> 直感的解釈**

生活の様子と仕事について話す。
- 夜勤が月 6 回、早出と遅出勤務が週 1
  ～ 2 回。
- 夜勤明けの日は、昼食をとらず夕方ま
  で寝ることが多い。
- 日勤と早出の 2 時間前に起床し、家族
  の食事を準備する。
- 夫と一緒に夕食をとる。
- 仕事は楽しく、やりがいがある。

← 生活の実際の様子とそのように生活を送る
理由を丁寧にじっくり聴く。

→ 仕事と家庭の両方を大切にしていることを
感じ、伝える。

> **生活者としての事実とその意味**

場面 2

- 病気や治療についてリスクと見通しを
  立てる（合併症のハイリスク、インスリ
  ン分泌能の低下を推察）。
- 不規則な生活に合わせたインスリン補
  充治療のほうが血糖コントロールが改
  善し、負担感も減ると判断する。
- 現在のインスリンの作用時間と血糖値
  の関係を図示しながら説明する。

TK 看護師の説明を真剣に聞く。 ←

> **治療の看護仕立て**

場面 **3**

注射の回数が増えれば、もっと注射に合わせた生活にしなければならないとの考えを話す。

→ 頻回注射によって生活が制約されるとの思いを理解し、生活に合わせた注射方法があることを、インスリンの作用パターンとともに丁寧に説明する。

血糖コントロールが改善して体調が良くなるなら、やっていいかなと思う。 ← 治療の看護仕立て

田代さんの変化

- 頻回のインスリン注射を導入することに納得し、医師に考えを話した。
- 治療法を変えてから血糖値が少しずつ下がり、身体の調子が良くなってきたほか、食事の時間が遅くなっても焦らなくなり、気が楽になった。

はじめに

　近年、高血糖による動脈硬化の進行を抑えるために、2型糖尿病であっても早期から治療にインスリンを使用することが増えてきましたが、頻回のインスリン注射を嫌がる患者は少なくありません。理由は「昼、仕事中に注射を打つ場所がない」など生活スタイルに合わないことや、「薬はできるだけ使わないほうがいい」というその人なりの考えがあることなど、さまざまです。この章では、不規則な交代勤務をしている患者の生活の意味を理解し、生活に合わせた治療法を考えることによって、患者の真の願いが理解できた場面を紹介します。

事例｜インスリン頻回注射は大変だと思っている田代さん

　田代さんは56歳の女性で、58歳の夫と大学生の子ども2人と4人で暮らしています。特別養護老人ホームで介護職員として働き、週に1～2回の夜勤もこなしていました。

　8年前に2型糖尿病と診断され、経口糖尿病薬で治療していましたが、インスリン分泌能の低下に伴って血糖コントロールが悪化し、半

ここが 落とし穴❗

医療や福祉に携わっている患者の場合、糖尿病がどのような病気かを「わかっている」はずと、ついみなしがちです。しかし、病気や治療の理解はそれまでの体験が大きな影響を及ぼすため、人それぞれです。先入観を持たずに、何をどうわかっているのかを患者自身に語ってもらいましょう。

年前に混合型インスリン製剤（50 %超速効型混合製剤）を朝夕2回注射で開始しました。しかし、血糖コントロールがなかなか改善しなかったため、医師は田代さんにインスリン注射の回数を増やすことを提案していました。ところが田代さんは、「夜勤もあって不規則な仕事なので、2回以上注射するのは難しい」とその都度訴えて納得しませんでした。医師は、田代さんが頑なに嫌がる様子を見て、交代勤務で2回以上注射する負担の大きさを認め、そのままの治療法を続けていました。血糖コントロールは改善せず、ここ半年のHbA1c値は10 %台で経過していました。

田代さんは毎日朝食前に1回、休日には7回、血糖自己測定を実施し、毎月の外来受診時に必ず記録を持参していました。血糖値は、朝食前200〜300 mg/dL、夕食前250〜350 mg/dL（休日）でした。指示エネルギー量は1,600 kcalで、これまでに何度か栄養士の栄養指導を受けていて、BMIは20.5でした。

● 田代さんへの教育的関わり

場面 1 不規則な交代勤務をしている生活を知る

ここ半年に渡る外来受診時、医師の診察前に田代さんの面談を継続して行っていたTK看護師は、田代さんが交代勤務の忙しい中、几帳面に血糖自己測定の値を記録して毎回持参している様子を見て、忙しい中で頑張っている印象を持ちました。

TK看護師は、交代勤務である不規則な生活の中でより良いインスリン注射の仕方を田代さんとともに考えたいと思い、生活について詳しく尋ねてみました。勤務形態は、8時から始まり17時までの日勤が通常ですが、時々6〜15時の早出勤務や12〜21時の遅出勤務があり、夜勤は17時〜翌日9時で、これらの勤務が不規則に配置されていました。大体、夜勤が月に6回程度、早出または遅出勤務が週に1〜2回ありました。日勤や早出勤務の日の生活状況は、2時間前には起床して朝食や弁当の準備をして家族を食べさせて送り出し、その合間にインスリン注射と食事を済ませて仕事に出かけ、帰宅後に夕食を準備して21時頃帰宅する夫と一緒に夕食をとっていました。夫と一緒に夕食をとる習慣は結婚以来続いており、35歳で介護職員の仕事

ここが落とし穴！

血糖コントロールがうまくいっていない患者をみたとき、つい努力していない人とみなしがちです。しかし効果が得られていなくても、患者はさまざまな努力をしています。効果が得られない努力はやがて無力感につながる危険があります。患者の努力が良い効果をもたらすよう支援することはとても重要です。

を始めた後も変わっていません。田代さんは「できるだけ、夫や子どもたちと一緒に食事をとることを大事にしてきました。もう子どもたちは大学生になって一緒に食事をとることはあまりなくなって、今は夫とだけですけどね。夫は出張が多くて一緒にいられる時間が限られていたので、自宅にいるときは一緒に夕食をとりながら子どものことやらいろいろ話し合う時間が貴重でね」とTK看護師に語りました。TK看護師は、田代さんが家族、特に夫との時間を大切にしていることをしみじみと感じ、「田代さんはずっとご主人との時間をとても大切にしてこられたんですね」と伝えました。

> **ここがプロ！**
> 改善してほしい生活習慣について、なぜそのような行動をとっているのか、生活習慣を形作ってきた考えや経験を尋ねることはとても大切です。そのような考えや経験は、尋ねてみなければ何もわからないからです。

さらに田代さんは、55歳を過ぎた頃から夜勤がかなりつらくなり、夜勤明けの日は朝10時頃に帰宅して朝食をとることがやっとで、そのまま昼食もとらずに夕方まで寝てしまうことも多くなってきたこと、インスリン注射をしたのだからお昼ご飯を食べなきゃと思うのだけれど、どうしても起きることができない日もあることを語ってくれました。また、「でもね、看護師さん。ヘルパーの仕事は楽しいんです。最初は子供の教育費の足しにって思ってたんですけれど、今は人のお役に立てていることがやりがいなんです」と語りました。TK看護師は田代さんにとっての仕事の意味を理解し、「そうなんですね。交代勤務ですと、食事の時間も寝る時間も規則正しくすることはできないので、なかなか難しいですよね。でもずいぶん頑張っていらっしゃいますね」と労をねぎらい、「田代さんにとって仕事はとても大切なものなのですね」と伝えました。

> **ここがプロ！**
> 患者が大切にしていることを援助者である看護師も大切にすることが重要です。気持ちをわかってくれたと感じることができると、自己管理がうまくいっていなかったことなどを素直に話すことができます。

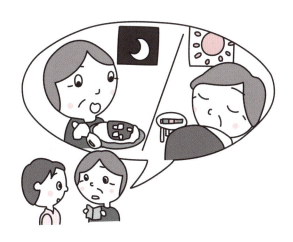

TK モデルを用いた解説

　TK 看護師は、血糖コントロールが悪いにもかかわらず、医師の勧める治療法を難しいと言っている田代さんが、几帳面に血糖測定し値を記録した用紙を毎回持参している様子を見て、頑張りとともに自己管理がうまくいく可能性を感じました❶。そこで、田代さんにとってより良い療養方法を見つけ出そうと考え、生活の実際とそのような生活を送っている理由を丁寧にじっくりと聴いていきました。TK 看護師は、田代さんにとって、仕事と家族の世話の両方をとても大切にしてきたことがこれまで積み重ねてきた人生の重要な柱であると感じ、田代さんに言葉にして伝えました❷。

　慢性病と診断された患者は、たいてい慢性病とともに生きている時間より、それまでの病気でなかった時間のほうが長く、その人生の中で大切にしてきたことがあります。それは、病気だからといって簡単に捨てることはできません。自分が大切にしていることを大切にしてくれる相手には、耳を傾けようと思えるものです。

❶【とっかかり／手がかり言動とその直感的解釈】

❷【生活者としての事実とその意味】

場面 2 病気や治療についてリスクと見通しを立て、治療の限界を伝える

　TK 看護師は田代さんの糖尿病の進行リスクについて考えました。2 型糖尿病を発症して 8 年経過しており、経口糖尿病薬からインスリン注射に治療法が変更になっても血糖コントロールの改善がみられていないことから、合併症発症の危険がかなり高いと判断しました。また、BMI が 20.5 であることからインスリン分泌能の低下を推察し、血糖コントロールの改善には生活調整の強化だけでは限界があるだろうと判断しました。このままでは合併症の進行を十分に防ぎきれず、田代さんが大切に思っている仕事と家族の世話が難しくなってしまう危険性が高いと考えました。

　そこで TK 看護師は、不規則な生活の中でも実行できそうな、より良い治療や療養方法を、田代さんと相談することにしました。まずは、田代さんに現在の治療の限界を知ってもらおうと、混合型インスリン（50％超速効型混合製剤）の朝夕 2 回注射の作用時間と血糖値、生活状況との関係を、図を示しながら次のように説明しました。「今の朝夕 2 回のインスリン注射のやり方では、薬がよく効く時間帯と、効き目が弱くなる時間帯があるのです。血糖測定の手帳を拝見します

と、昼食後と夕食前の血糖値が高くなっていますね。田代さんは家族のために食事内容もよく考えて作っていらっしゃいますし、ヘルパーのお仕事なので運動量も十分です。昼食後から夕食前にかけてインスリンが足りなくなっていて、血糖がどうしても上がってしまうのだと思います」。田代さんはうなずきながら、説明を真剣に聴いていました。

TK モデルを用いた解説

　TK 看護師は、田代さんの生活の事実とその意味を理解したうえで、病気の現状とそのリスクについて見通しを立てました。さらに、このままの治療を続けることについての効果とリスクについても見通しを立てました。これらのことから、不規則で忙しい生活をしている田代さんがインスリンの2回注射で血糖コントロールを続けることは限界であり、近い将来に合併症を発症する危険性が高く、ひいてはこれまでの価値観や人生観に基づき大切にしてきた日常生活を脅かすと判断しました。現在の治療の限界について、田代さんの生活パターンにインスリン作用のパターンを重ねて血糖値がどのように推移しているかを示しながら、専門家としての考えを伝えました❶。

❶【治療の看護仕立て】

場面 3 　病状と生活に合わせた治療の変更を提案し、真意を共有する

　TK 看護師は、田代さんの生活に合ったインスリン注射の方法を共に見出すために、話を続けました。「注射の回数が増えるのは難しいので2回注射にしていると医師から聞いていますが、やっぱりそれ以上注射するのは難しいですか」と尋ねてみました。すると田代さんは、「あの……、食事のたびにインスリン注射をするのでは、決まった時間に食事をしなくちゃいけないので、夜勤明けなんかはわざわざ昼に起きて注射を打ってご飯を食べなきゃいけないのではありませんか。今でも、起きなきゃと思いながらも起きることができなくて自己嫌悪に陥ることがあるのに、もっと大変になるんじゃないかと思って」と話しました。TK 看護師は、注射の回数が増えれば、より一層注射に合わせた生活をしなければならないとの思いから治療法の変更を拒んできたことを理解しました。

ここが落とし穴❗

インスリン製剤のみならず、さまざまな作用の薬剤が開発されたことにより、生活に合わせた治療を考えることがより可能になっています。しかし、患者の持つインスリンの知識は昔のままかもしれません。

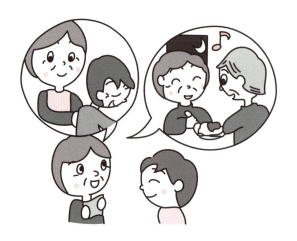

　TK看護師はまず、「お仕事も家族のお世話もしながら、インスリンも生活の中に組み入れてやっておられて、この時間にインスリンを注射しなくちゃいけないとか、食べなくちゃいけないとか思うのもつらいですよね」と心理的な負担をねぎらいました。そして、頻回注射に変更するメリットについて、田代さんの生活を踏まえながら次のように説明しました。「田代さんが朝注射している混合型インスリンは昼頃までよく効くので、昼食をとらなければ低血糖になってしまいます。でも今は超速効型インスリンがあり、食事の直前に注射すればよいもので、次の食事までには効果がなくなります。それを使えば昼に寝てしまったときは注射はスキップできるし、昼食が遅くなっても低血糖の心配をしなくていいんです。昼に起きなきゃ、注射しなきゃと思わなくてよいし、もっと生活しやすくなるのではないかと思います」「昼食前に超速効型インスリンを打つと、昼食後と夕食前の血糖値が少しずつ下がると思います」。

　田代さんは「血糖値が高いせいか、あまり体調が良くなくて気になっているんです。だから、とにかく体調がすっきりしないのを何とかしたいんで、注射の回数を増やすほうが血糖値が良くなって体調も良くなるんだったら、やってもいいかなと思います」と答えました。

TK モデルを用いた解説

　TK 看護師は、田代さんが毎日同じ時間に注射をして食事をしなければならないと思い込んでいたため、インスリン注射の回数が増えるとさらに生活が制約されると考えていたことを理解しました。注射回数が増えても生活が制約されるわけではないことを田代さんが理解できれば、療養方法の修正によって病状改善の可能性が高まると判断しました。そこで、田代さんの認知と生活に合わせて治療を行う方法があることを丁寧に説明しました。

　田代さんは、インスリンの頻回注射のほうが自身の病状と不規則で忙しい交代勤務のある生活に合っていること、生活がさらに制約されるわけではないこと、血糖値が改善して体調が良くなることを理解できました。田代さんと TK 看護師は、「高血糖が改善してほしい」「体調を良くしたい」という真の望みが実現できる治療を共に見出すことができました。

　TK 看護師は田代さんの病状と生活に合った療養方法を、意思と認知に丁寧に合わせて提案したのです❶。

❶【治療の看護仕立て】

● 田代さんの変化

　TK 看護師との面接後、田代さんは診察室で医師にインスリン注射の回数を増やしてみてもよいと思っていることを話しました。話し合った結果、より確実に血糖コントロールができるように、超速効型インスリンを朝・昼・夕食前、持効型溶解インスリンを夕食前に注射する方法に切り替えました。

　その翌月、TK 看護師が診察前に様子を尋ねると、田代さんは、昼食前のインスリン注射は 1 週間に 1 回くらいスキップすることがあるけれど大体注射できていると話しました。そして、「血糖値が少しずつ下がってきて嬉しいし、身体の調子も良くなってきました」「食事の時間が遅くなっても焦らなくなって、気が楽になりました」と明るい表情で答えてくれました。

第 **3** 章

生活の様子がわかりにくい認知症患者

患者紹介 **佐藤さん**（仮名）　**71 歳　男性**

妻との 2 人暮らし。6 年前に 2 型糖尿病の診断を受け、2 年前からインスリン注射を導入した。その後、他院でアルツハイマー型認知症の診断を受けた。1 年程前から HbA1c が少しずつ上昇し、8.6％となっていた。

教育的関わりチャート

場面 **1**	佐藤さんの妻	佐藤さん	TK看護師

佐藤さんの妻

外来の医師宛に「夫は認知症でインスリン治療は無理なので内服での治療をお願いしたい」との手紙を書く。

佐藤さん

インスリン注射の様子を尋ねられると「やっている」と怒る。

TK看護師

もともと穏やかな人柄であった佐藤さんが怒りをあらわにする様子から、「以前とは何か違う」と感じる。

> とっかかり／手がかり言動とその直感的解釈

- 易怒性を考慮して血圧測定のためとして別室を用意し、佐藤さんに確認しながら、面接の時間を確保する。
- 食生活や血糖測定値の質問はせず、心配なことを尋ねる。

> 教育的関わり技法≪自己表現の機会を保障する技法≫

薬がなくなるからと妻に言われて来院していること、食事は妻が準備したものを食べていることを話し始める。

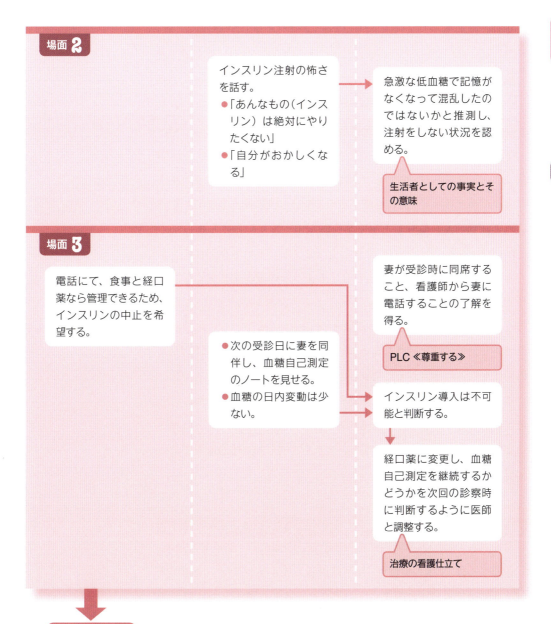

場面2

インスリン注射の怖さを話す。
- 「あんなもの（インスリン）は絶対にやりたくない」
- 「自分がおかしくなる」

→ 急激な低血糖で記憶がなくなって混乱したのではないかと推測し、注射をしない状況を認める。

生活者としての事実とその意味

場面3

電話にて、食事と経口薬なら管理できるため、インスリンの中止を希望する。

- 次の受診日に妻を同伴し、血糖自己測定のノートを見せる。
- 血糖の日内変動は少ない。

妻が受診時に同席すること、看護師から妻に電話することの了解を得る。

PLC《尊重する》

インスリン導入は不可能と判断する。

経口薬に変更し、血糖自己測定を継続するかどうかを次回の診察時に判断するように医師と調整する。

治療の看護仕立て

佐藤さんの変化

- 家族とともに継続可能かつ納得のいく方針で治療を続けることができるようになった。
- 随時血糖 180 mg/dL 前後、HbA1c 7.5 ％と、軽度認知症・薬剤使用患者に適用される HbA1c の目標値の範囲内となった。

● はじめに

　糖尿病は脳血管型の認知症を引き起こしやすく、さらに糖尿病患者がアルツハイマー型の認知症になりやすいことはよく知られています。認知症が進行した患者の糖尿病の自己コントロールは困難です。

　アルツハイマー病は、記憶障害や見当識障害などを中核とする認知症です。記憶障害といっても、人の名前が思い出せない、昨夜の夕食で食べた物を思い出すのに時間がかかるなどの高齢期にありがちな物忘れとは異なり、体験した出来事自体をすっぽり忘れてしまったり（食べた物を思い出せないのではなく、食べたこと自体を忘れてしまうなど）、記憶が断続的になったりするような障害が生じます。家族や周囲によって発見されることもありますが、本人が自覚することもあります。それだけに認知症の診断は本人および家族にとってショックであり、これ以上進行しないように記憶を保とうと必死に努力し、周囲にも知られないように生活します。

　このようなアルツハイマー病患者の状態を TK 看護師が理解し、患者が今まで続けてきた自己管理方法を尊重しながら血糖コントロールを継続するまでの教育的関わりを、モデルを通して具体的に考えたいと思います。

● 事例｜認知症診断後に血糖が上昇してきた佐藤さん

　佐藤さんは 71 歳の男性で、2 型糖尿病とアルツハイマー型認知症で、認知機能の低下は軽度です。妻と 2 人暮らしで子どもは離れて暮らしています。6 年前に糖尿病を指摘され、当初食事療法と内服治療でコントロールしていましたが次第にコントロールが悪くなり、2 年程前に教育入院をしてインスリンが導入されました。その後、他の病院でアルツハイマー型の認知症と診断されドネペジル塩酸塩（アリセプト®）が服用開始になりました。

　これまで外来受診は怠ることなく時間通りに 1 人で来て、身なりも整っています。外来では毎回インスリンを処方され自宅に持ち帰っていましたが、1 年程前から血糖値（随時）250 mg/dL 前後で、HbA1c は少しずつ上昇して現在は 8.6 ％となっていました。

医師には血糖自己測定は実施していると話しますが、血糖管理ノートを持参することはありません。外来の看護師がインスリン注射の様子を聞くと「やっている」と答え、さらに時間や方法などを聞き出そうとすると、口ごもったり怒って帰ってしまったりすることもあり、生活の様子が把握できませんでした。

● 佐藤さんへの教育的関わり

場面 1　脅威とならないような対話の場をつくる

　佐藤さんはもともと穏やかで、怒りをあらわにすることなく通院していたため「以前とは何か違う」と外来の看護師は感じていたようでした。

　ある時、妻から「夫は認知症で、インスリン治療は無理なので内服での治療をお願いしたい」と外来の医師宛に手紙が届きました。しかし、医師の治療方針はインスリン注射であり、訪問看護の導入に向けて調整してほしいと医師から外来の看護師に依頼がありました。

　外来の看護師からの事前情報では、佐藤さんは易怒性が強く、食生活などについての質問をすると怒り始めるとのことでした。そこでTK看護師は、外来受診時に「体調の確認のため」と言って、血圧測定などを行う別室を用意しました。その際、話をする時間があるかどうかを佐藤さんに確認し、面接の時間を確保しました。

　別室にて血圧や脈を測りながら、佐藤さんに当院に受診してもらっていることへのお礼を言い、血圧が安定していること、血糖値は高いが変動していないことは糖尿病管理を頑張っている成果であることを伝えました。そして「心配なことは何ですか」と聞くと、「薬がなく

> **ここが落とし穴！**
> 健忘を中核症状とする認知症患者に、自宅での食事内容や自己測定した血糖値を思い出してもらうのは酷なことです。また、食べたこと自体忘れていることがあるので、思い出そうとすると混乱し、思い出せないことに深く傷つき、自尊感情が低下し、他者から脅かされた感じを持ちます。

> **ここがプロ！**
> 患者にとって記憶テストのような質問となる食生活などの話を聞かず、現在の体調や心配事について尋ねています。

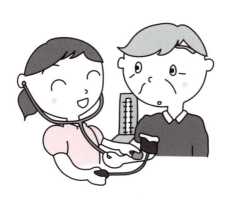

なるから妻に言われて（受診に）来ている」「（食事は）妻が準備した
ものを食べている」と自ら話し始めました。

TKモデルを用いた解説

以前は穏やかな性格という印象であった佐藤さんが食事のことな
どを質問するたびに怒りを表すようになり、外来の看護師は「何か
違う」という感じを受けていました❶。

医師から相談を受けたTK看護師は、佐藤さんが受け入れやすい
ように体調確認の理由で別室へ案内し、佐藤さんの同意を得て面接
時間を確保しました。面接では、生活への質問に対して怒るという
情報から、血圧や脈拍測定をしながら体調を尋ねました。また、
HbA1cが高く今の内服では血糖コントロールが困難になってきて
いることなどの現実は突きつけず、できているところや本人の頑張
りをほめました。このように、佐藤さんにとって脅威になるような
ことは言わず話しやすい空間をつくったことにより❷、今まで聞く
ことができなかった生活状況を聞くことができました。

❶【とっかかり／手がかり言
動とその直感的解釈】

❷【教育的関わり技法】≪自
己表現の機会を保障する技
法≫

場面 2 佐藤さんの体験を想像し恐れていることを理解する

「血糖測定はご自分でやられていると伺いました」と言うと、「血糖
測定は自分のことなので妻は関係がなく、自分で行っている」と答
え、糖尿病は自分の病気で自分が引き受けるものだと考えていること
がわかりました。糖尿病と言われたときから妻が食事や薬を管理し、
佐藤さんは受診と血糖測定を管理するという、妻の協力のもと制限内
で努力し自分なりに治療に参加している様子もわかりました。

佐藤さんは「でも、あんなものは絶対にやりたくない」と言うの
で、インスリンのことかと聞くと、「あれは怖い。あれはダメだ。自
分がおかしくなる。それが怖い」と首を左右に振りながら顔を歪めて
答えました。TK看護師は佐藤さんの言葉と表情から、血糖の急激な
低下によって記憶がなくなり、自分がどうかなってしまったような、
暗闇に突き落とされたような認知症患者が味わう怖い体験をしたのか
もしれないと考えました。「それでインスリンはやりたくないのです
ね」と言うと、「注射も痛い、見るのも怖い」「血糖は測っている」と
佐藤さんは答えました。

ここが落とし穴❗

「血糖が高いまま糖尿病
が進行すると物忘れなど
さらに悪くなってしまい
ますよ」などと、物忘れ
を自覚している患者に
とって一番言われたくな
い言葉を投げかけないよ
うに注意しましょう。

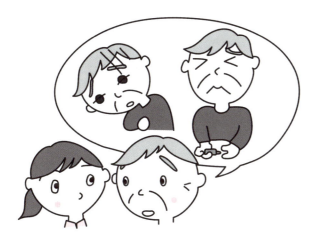

TK モデルを用いた解説

　低血糖が怖くてインスリンを拒否する患者は多く、低血糖の予防や対処方法を教えることが通常の療養指導です。しかし TK 看護師は、佐藤さんの言葉から、認知症の佐藤さんが味わった自分自身がわからなくなる恐怖を共有し、インスリンを拒否する気持ちが腑に落ち、インスリンを処方されても注射をしない状況を認めました❶。

❶【生活者としての事実とその意味】

場面 3 認知・生活状況に合った治療方針を家族とともに決定する

　食事や運動をどのように行っているのかという質問はせず、佐藤さんが病院まで歩いてきていることから季節の移ろいに話を向け、自宅周辺の商店街や妻とよく行く店の話などから日常の運動や食事の状況を傾聴しました。妻の話が出てきたところで、<u>佐藤さんの意向が第一優先であることを強調しながら、受診時に一度妻に同席してもらうことは可能かどうかを佐藤さんに相談しました</u>。<u>了解が得られた後、同席を依頼するために TK 看護師から妻に電話することについても佐藤さんの了解を得ました</u>。そこで、佐藤さんに渡す次回の外来受診日の用紙に、次回受診日の持参品として血糖管理ノートと、妻に電話をする旨も記載しました。

　同日夕方、妻に電話をすると、「以前から夫は自分のことは自分でやっていた」「薬は、私も飲むので一緒に薬の棚から出して飲んでいる」「血糖測定のセットを出してあげれば針を刺すのは夫がやっている」「薬も食事も私がやるので、受診は 1 人で行くと言ってこちらの

ここが落とし穴！

認知症があると家族の協力を得るのが当然と思いがちですが、本人の意思を尊重することを忘れてはいけません。特に初期のアルツハイマー型の認知症患者の総合的な判断力は低下していませんので、家族の協力を得ることが最善と思われる場合でも本人の意思をまずは尊重します。

言うことは聞かなかった」といった生活の様子を聞くことができました。妻はインスリンの重要性を理解していましたが、「インスリンは夫が大変嫌がる。インスリンの話をすると機嫌が悪くなる」と話し、食事と内服薬なら管理できるので、インスリンは中止してほしいと希望を伝えました。最後に、妻は電話で話せたことに感謝していました。

　次の受診日に妻が同席しました。血糖自己測定の管理ノートを見ると、血糖の日内変動は少なく空腹時血糖は 110 mg/dL であることが確認できました。妻の話からも現状ではインスリンは導入できないことがはっきりし、今後は内服治療だけにすることを医師、佐藤さんと妻、TK 看護師で確認しました。血糖自己測定は次回まで継続し、血糖管理ノートを見て今後の継続を決める旨を伝えました。

> ### ここが プロ！
> 医師の治療方針はインスリン注射のために訪問看護師を導入することでしたが、TK 看護師の判断は、現状では訪問看護師によるインスリン注射でも導入は難しいというものでした。判断の根拠として、血糖自己測定の管理ノートを見せることができるように妻との関係を確保したことが、医師の治療方針の変更に影響を与えました。

> ### TK モデルを用いた解説
>
> 　TK 看護師は、妻の意見も聞きながらインスリン導入の可否を決める必要があると思い、妻の話が出たタイミングで、佐藤さんが意思決定の主体であることを強調しながら、妻にもインスリンのことを看護師が相談してもよいか佐藤さんに許可を求めています❶。
>
> 　TK 看護師は、食事療法、内服、血糖自己測定はできるという佐藤さんと妻の力に注目しました。血糖の日内変動が少なく空腹時血糖が良好であることから、佐藤さんにとって大きな脅威となるインスリン療法は避け、内服薬（グリニド薬、DPP-4 阻害薬）による血糖コントロールを継続することが妥当であると判断しました。そして、佐藤さんと妻、医師の双方が納得できるように話し合いの場を設け、医師がインスリンから内服薬のみへと治療方針を変更し、糖尿病治療が夫婦の生活を脅かさない、管理可能なものへと軌道修正することができました❷。

❶【PLC】≪尊重する≫

❷【治療の看護仕立て】

● 佐藤さんの変化

　その次の受診では、今まで処方されて使われていなかったインスリンと機材を大量に返却し、血糖自己測定も中止になり、本人と妻共々ホッとしたと話しました。

糖尿病の教育は、対象者の知識や認知レベルに合わせて行う必要があります。佐藤さんはアルツハイマー型の認知症で、1人での日常生活行動は少しずつ困難になっていきます。しかし、認知症とはいえ最後まで自尊感情は保たれ本人の意思は尊重する必要があります。インスリン注射を拒否するにはその人なりの理由があります。そしてその理由を探るのではなく、まずは本人の意思を尊重することが患者からの信頼につながります。本事例ではTK看護師が日常生活の様子を聞き出し、家族の支援により服薬や血糖自己測定を行っていることがわかったので、日常での血糖値を医師が把握でき、インスリン注射による治療は見送られました。TK看護師が佐藤さんと別室で面談してから2カ月後には血糖値（随時）180 mg/dL、HbA1c 7.5 ％となり、高齢者糖尿病の血糖コントロール目標のうち、軽度認知症・薬剤使用患者に適用される目標値[1] の 8.0 ％未満に落ち着きました。

引用・参考文献

1) 一般社団法人日本糖尿病学会. 糖尿病治療ガイド2016-2017. 東京, 文光堂, 2016, 98.

第 **4** 章

頑なに「透析だけはしたくない」と繰り返す腎臓病患者

患者紹介 桜井さん（仮名） **72歳 女性**
60歳頃に蛋白尿と高血圧を指摘され、通院加療を続けていた。腎機能が低下し、あと2年程で透析導入という見通しを医師から伝えられ、透析だけはしたくないという思いから、専門病院を受診した。検査結果から、透析を先延ばしにすることはできるが、避けることはできないと説明を受けている。

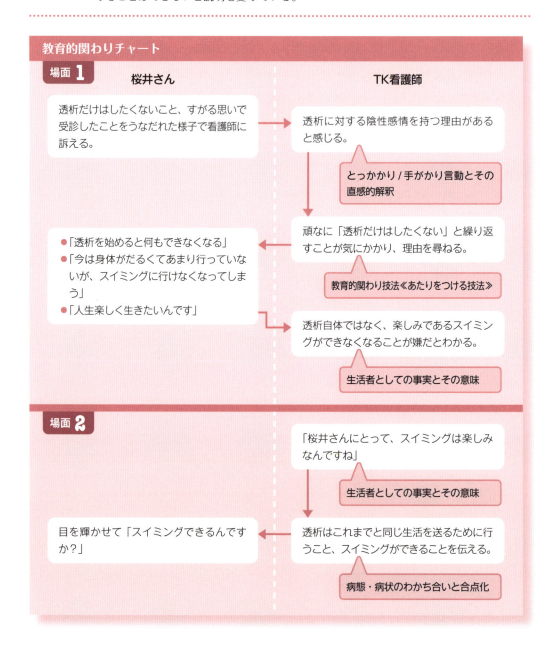

場面 3

「向き合わないといけないんですね」と小さい声で言う。 ← 身体のだるさと尿毒症を関連させて説明する。

→ それ以上の説明をやめる。

教育的関わり技法≪寄り添い技法≫

場面 4

「80 歳まで透析をせずに生きられたらと思ってるんです」 → 透析導入の可能性はわかっていても、かなり先だと考えていると推察する。

↓

「体調の良いときに透析を始めることも大切ですよ」と、導入後の体調の変化もあわせて説明する。

病態・病状のわかち合いと合点化

場面 5

「もっと早く専門の先生に診てもらってたら、こんなに悪くなっていなかった」 →

● 「減塩の食事を続けてきたからこそ、透析をせずに過ごせている」
● 「大切なことは、自分らしい楽しい人生を送ること。そのための体調管理の手段の一つが透析です」

● 「わかりました」 ←
● 「最後まであらがって、透析が必要なときには受けようと思います」

生活者としての事実とその意味

桜井さんの変化

● 人生における療養生活や透析の意味を再構築し、今の病状を理解することができた。
● 透析を受けながらスイミングを続けられることがわかり、病気を前向きに捉えられるようになった。

はじめに

　腎臓病患者は、腎機能を維持し、透析を先送りするために療養生活を送りますが、いずれは透析を導入する時期を迎えます。血液透析は身体に蓄積された尿毒素や水分を除去する治療で、体調を整えるために必要です。しかし、週3回、1回当たり4時間以上の拘束時間や食事療法などの日常生活の制限がクローズアップされることや、末期になるまで自覚症状が現れにくいことから、患者は血液透析が間近に迫っている病状を受け止めることができません。本章では、このような腎臓病患者が血液透析を受け止めていくための支援を教育的関わりモデルを用いて振り返ります。

事例｜近い将来透析導入になることを受け止めきれない桜井さん

　桜井さんは72歳の女性で、専業主婦です。60歳頃に会社の健康診断で蛋白尿と高血圧を指摘されました。その後、かかりつけ医に通院し療養生活を送っていましたが、腎機能が徐々に低下し、あと2年程で血液透析になるかもしれないと医師から伝えられました。透析だけはしたくないと思った桜井さんは、保存期腎不全の医療を熱心に行っている専門病院を自ら探し受診しました。受診時の検査データはCr 4.2 mg/dL、eGFR 8.8 mL/ 分 /1.73㎡、蛋白尿 2.7 g/ 日、推定塩分摂取量は 4.7 g/ 日でした。

　医師は、桜井さんに「減塩などの療養生活を続ければ透析を先延ばしにすることは可能ですが、透析を避けることはできません」と説明しました。桜井さんは「透析だけはしたくないんです。先生何とかなりませんか」と繰り返し話していました。

桜井さんへの教育的関わり

場面 1　透析をしたくない理由を確認する

　診察室での桜井さんの様子が気になったTK看護師は、診察が終わると声をかけました。桜井さんは、「透析だけはしたくないんです。すがる思いでこの病院に来ましたが、ここでも透析をしないといけな

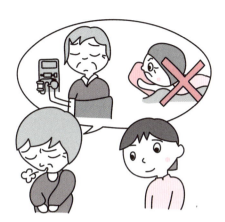

いって言われました。看護師さん、何とか透析をしないで済む方法はないですか？」と視線を落とし、うなだれた様子で話しました。TK看護師は、桜井さんが頑なに透析はしたくないと繰り返していることが気になり、「どうしてそんなに透析が嫌なんですか？」と問いかけました。すると「透析をすると何もできなくなるんでしょ。今は、身体がだるくてあまり行ってませんが、ずっとスイミングに通ってたんです。それも行けないでしょ。人生楽しく生きたいんです」と答えました。

TKモデルを用いた解説

　患者が何度も同じことを繰り返すときは、本人だけでは消化しきれない思いを抱えていることがあります。TK看護師は、CKDの重症度分類でステージ[1] G5まで腎機能が低下しているにもかかわらず、桜井さんが頑なに透析をしたくないと繰り返していることが気になりました。こんなに「透析をしたくない」と言い張るには、透析に対する陰性感情を持つ理由があると思いました❶。

　透析導入は患者の生活にさまざまな制約をもたらすため、患者が透析をしたくないと言えば、医療者は透析に対する普通の反応だと捉えがちです。しかし、理由はそれぞれの患者で異なります。「どうして透析が嫌なんですか？」と理由を尋ねることで、患者が普段の生活や自分の人生の中で透析をどのように捉えているかがわかります❷。

　このように尋ねることで、桜井さんは透析自体が嫌なのではなく、楽しみのスイミングができなくなることが理由だとわかります。そして、「人生楽しく生きたい」という患者自身の生き方を浮き彫りにすることができました❸。

ここがプロ！
患者が何度も同じことを繰り返しているのを聞くと、「しつこい患者」や「また同じ話をしている」などと思い、その話題を避けがちです。しかし、繰り返す話題はこだわりの部分です。あえて聞くことで、ケアの突破口になることがあります。

ここがプロ！
「透析をしたくない」と言い張る患者を目の当たりにすると、今の病状が理解できていないのではないかと思い、検査値が示していることや透析の導入基準を説明しがちです。そのような関わりを続けると、患者はますます頑なに透析をしたくないと言います。理由を聞いてみましょう。

ここが落とし穴！
看護師が感じていることや考えていることと同じ反応を患者が示すと、看護師はその患者は理解できていると捉えがちです。しかし、どのような状況に対する反応であるかは患者によって異なります。

❶【とっかかり／手がかり言動とその直感的解釈】
❷【教育的関わり技法】《あたりをつける技法》
❸【生活者としての事実とその意味】

第2部 事例編
第4章 頑なに「透析だけはしたくない」と繰り返す腎臓病患者

場面 2 透析導入後もスイミングができる身体であることの理解を促す

　TK看護師は、「桜井さんにとって、スイミングは楽しみなんですね。透析してもスイミングはできますよ。透析はこれまでと同じ生活を送るためのものです」と説明しました。すると、桜井さんは目を輝かせて「スイミングできるんですか？　透析になると、暗い生活をするんだと思ってたんです」と話しました。

TKモデルを用いた解説

　尿毒症症状が強くなると日常生活にも支障が出てきますが、透析を導入し体調を整えることで、これまでと同じ生活を送ることができます。しかし、桜井さんは「透析を始めると全く何もできなくなる」と考えていました。TK看護師は、桜井さんがこのような理解をしていることで透析導入が間近に迫っている状況を受け止められないのではないか、生きがいとなっているスイミングができることがわかれば透析に対する思いも変わるのではないかと考えました❶。

　このときに大切なのは、透析を導入してもスイミングができると単に伝えるのではなく、桜井さんにとってスイミングが生きがいになっていることを医療者が受け止めていると伝えることです。そのためにTK看護師はあえて、「桜井さんにとって、スイミングは楽しみなんですね」と言葉にしています。このように医療者が伝えることで、桜井さんの生きがい（桜井さんにとってのスイミングの意味）を本人と医療者がわかち合うことができ、病状の理解を促すことにつながります❷。

❶【病態・病状のわかち合いと合点化】

❷【生活者としての事実とその意味】

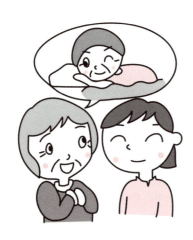

場面 3　現状を受け止められる時期を待つ

　尿毒症症状は、腎機能がかなり低下するまで現れず、またその現れ方もゆっくりなので、患者が自覚症状として認識することは困難です。TK看護師は桜井さんが「身体がだるくて、スイミングに行けていない」と話しているのを聞き、尿毒症症状が出始めているのではないかと考えました。そこで、その現状を理解できれば透析導入が近いことを受け止めることができるのではないかと考え、身体のだるさという自覚症状と尿毒症症状を関連させるように説明しました。しかし、桜井さんは「そうではなくて、もともと動くことが好きではないんです……」と視線を下に向け、「向き合わないといけないんですね」と小さい声で言いました。この言葉を聞いたTK看護師は、それ以上の説明をやめました。

TKモデルを用いた解説

　自覚症状と病状を関連づけて説明することは、病状が進行していることや透析が間近に迫っていることを桜井さんに向き合わせることになります。自分の病状を受け止めていく過程には、それなりの時間が必要です。腎臓病患者は自分がいずれ透析になる可能性があることがわかっていても、現実問題として捉えたくないという思いを抱えています。透析まで猶予があるときに無理に現状に向き合わせることで、逆に病状を受け止めきれなくなることもあります。実際に透析導入になったときに現状と向き合わないといけなくなるため、それまでは透析をしたくないという桜井さんの気持ちを受け止め、寄り添うことが重要になります❶。

場面 4　病状の見通しの理解を促す

　しばらく黙っていた桜井さんは、ぼそっと「80歳まで透析をせずに生きられたらと思ってるんです」と言いました。TK看護師は桜井さんが透析導入の可能性はわかっていても、かなり先だと思ってるのではないかと思いました。そこで、「透析をせずに生きられたらという気持ちはよくわかりますよ」と桜井さんの気持ちを受け止めたうえで、「命が尽きるのと透析の導入とどちらが早いかと問われると、現状では透析だと言わざるを得ません。毒素が排泄されないと、症状が

ここが落とし穴！

患者に病状の理解を促す関わりをしているときは、説明を理解したという反応を期待しがちです。そのため期待と異なる反応を示したときには、内容が伝わらなかったのではないかと考え、説明を繰り返すことがあります。言葉だけでなく、視線や声のトーンなどから患者がどのように受け止めたのかを考えることが重要です。

ここがプロ！

看護師は、透析を前向きに受け止めてもらいたいという思いを持ちながら腎臓病患者をケアをします。しかし、患者は生活に支障のある透析はできるだけしたくないと思っています。本当の意味で患者が透析に向き合うのは、透析導入になるときです。そのときにしっかり透析と向き合えれば十分です。そのためのエネルギーを残しておくことも重要です。

❶【教育的関わり技法】《寄り添い技法》

強くなっていきます。身体への負担を考えると、体調の良いときに透析を始めることも大切ですよ」と伝えました。そして、TK看護師は透析導入後の体調の変化も合わせて説明しました。

TKモデルを用いた解説

　蛋白尿が少なければ腎機能を維持することは可能ですが、桜井さんは2.7g/日の蛋白尿が出ており、腎機能の低下は徐々に進んでいきます。72歳の桜井さんが80歳まで透析をせずに過ごすことは現実的には困難です。自覚症状もなく、透析をしたくないと頑なになっている状況では、透析導入が迫っていることを受け止められません。そこでTK看護師は老廃物が身体に蓄積することの負担と、今後現れてくる症状を具体的に伝えていきました。そして、透析導入時期の考え方、いずれ尿毒症症状が生じたときにどのような対応をすればよいかを説明しました。今後の成り行きを事前に説明しておくことで、症状出現時に適切な対応をとることが可能になります。また、自覚症状と病状を自分で関連づけることが可能になるため、透析導入期の病状の受け止めが容易になります❶。

❶【病態・病状のわかち合いと合点化】

場面 5 これまでの療養生活や透析導入を自分の人生の中で意味づける

　そうすると桜井さんは、「人生楽しく生きたいんです。もっと早く専門の先生に診てもらってたら、こんなに悪くなっていなかったかもと思うんです」と言いました。TK看護師は、専門医の受診が遅れたことが後悔となって、現状を受け止めきれないのではないかと思いました。そこで、「蛋白尿が出てると言われて、減塩の食事を続けてきたからこそ、今透析をせずに過ごせていると思います」と伝えました。そして、何を目標にするかによって現状の捉え方が変わるのではないかと考え、「これまでは透析をしないことを目標にしていたかもしれませんが、大切なことは自分らしい楽しい人生を送ることです。そのためには体調を整えることが必要で、その手段の一つが透析です」と話しました。桜井さんは、「透析が近い状況なのはわかりました。透析をして、スイミングができることもわかりました。最後まであがって、必要なときには透析を受けようと思います」とはっきりした口調で話しました。

108

TK モデルを用いた解説

　保存期腎不全では、患者も医療者も透析にならないことを治療の目標にしがちです。しかし、そこを目標に置いてしまうと、透析導入になったときに目標を見失ってしまいます。また、腎機能がかなり悪化した時点で腎臓病を指摘されることも多く、もっと早く受診していたらこんなに悪くならなかったという思いを抱くこともあります。そのようなときは、これまでの努力ではなく後悔ばかりに目を向けがちです。透析導入は、腎臓病の経過の一つの通過点でしかありません。桜井さんの「人生楽しく生きたい」という気持ちを受け止め、自分の人生において療養生活や透析の意味を再構築することで、病気を前向きに捉えることが可能になります[1]。

❶【生活者としての事実とその意味】

● 桜井さんの変化

　桜井さんは、頑なに「透析だけは受けたくない」と話し、透析導入が間近に迫っていることを受け止められずにいました。しかし、透析導入後も楽しみであるスイミングを続けられることや透析は自分らしい生活を送るために必要な治療であることがわかると、桜井さんは「必要なときには透析を受けます」と話し、透析を前向きに捉えられるようになりました。

　頑なに透析を受けたくないと話していることをきっかけに、看護師が透析を受けたくない理由だけでなく、桜井さんが自分の生き方や人生をどのように捉えているのかを関わりの中で丁寧に把握し、それに合わせて今の病状を説明することで、人生における療養生活や透析の意味の再構築につながり、病気を前向きに捉えることにつながったと考えられます。

引用・参考文献

1) 日本腎臓学会編. CKD診療ガイド2012. 東京, 東京医学社, 2012, 1-4.

第5章

水分管理ができない透析導入患者

患者紹介 木村さん（仮名） **32歳　男性**

疲労感、全身倦怠感、浮腫が出現し、膜性腎症およびネフローゼ症候群の診断を受ける。ステロイド剤や免疫抑制剤の効果が乏しく、血液透析導入となった。水分管理の指導は受けていたが、飲水制限が守れず中1日で約4kg、中2日で約6kgの体重増加が続いている。

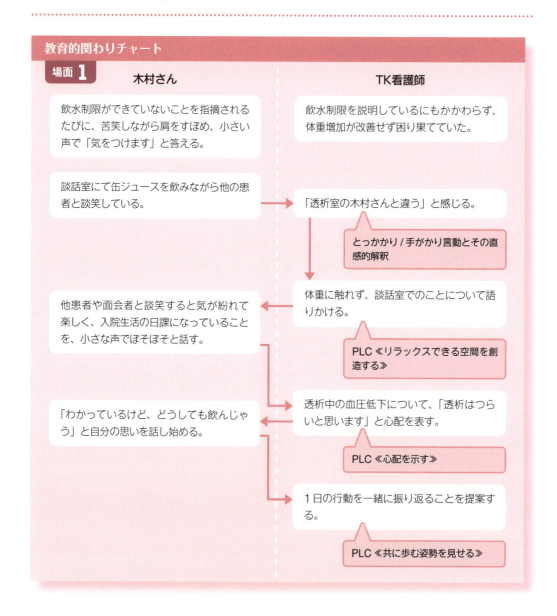

場面 2

入院生活の様子を TK 看護師に話し始める。
- 談話室に 1 日 2〜3 回行く。
- 缶ジュースの半量で口渇は癒される。
- 缶ジュースを半分捨てるのはもったいない。
- 缶ジュースを飲みきることで満足する。

→ 感覚・こだわり、満足感を見出し、受け止める。

> とっかかり / 手がかり言動とその直感的解釈
>
> 生活者としての事実とその意味

「それくらいならできそう！」 ← 満足感を大事にして、容量の少ない紙コップか紙パック飲料を提案する。

> 治療の看護仕立て

場面 3

缶ジュース 350 mL から小さな紙パックに変える。

実行可能な体重制限の目標値を共に考えて設定する。

> 教育的関わり技法≪自己決定を促す技法≫

中 1 日で約 4 kg の体重増加が毎回 0.5 kg 程減少する。透析中の身体が楽になった自覚があり、飲水制限ができる自信が持てた。 ← 努力していることを認め、水分管理が改善されていることを評価する。

> 教育的関わり技法≪療養行動のフィードバックに関する技法≫

木村さんの変化
- 実行可能な飲水方法を見出すことができ、意欲的に水分管理に取り組むようになった。
- 水分管理がうまくできるようになったことで、身体も透析も楽になったことを体感した。

はじめに

　慢性腎不全から血液透析が必要になった患者にとって、安楽な血液透析や透析合併症予防のために、水分や食事などの自己管理の継続が重要になります。透析主要合併症の中では血管系合併症（心血管系、

脳血管系）が最も多く、心不全は体液過剰による溢水が引き金となります。そのため、透析患者は体液量の是正を図る必要があり、体重増加を抑制しなければなりません。特に、尿量が少ない患者にとって、水分制限を強いられることは困難なことであり、日常生活でいかに水分管理を行うかが大きな課題となります。

今回、血液透析導入のための入院中にもかかわらず、適切な水分管理ができない患者が、徐々に行動変容していったプロセスを看護の教育的関わりモデルを通してみていきましょう。

●事例│水分管理の糸口を見出せず体重増加を繰り返す木村さん

木村さんは 32 歳の男性で、両親と妹の 4 人暮らしです。父親が経営している車の修理工場で従業員として働いています。

ある年の 6 月、疲労感や全身倦怠感のために仕事を休むようになりました。8 月、全身に浮腫が出現し近医を受診したところ、血清クレアチニン 4.8 mg/dL、尿蛋白 8.6 g/gCr、血清アルブミン 2.3 mg/dL で、腎機能低下とネフローゼ症候群の精査加療目的で大学病院に紹介となりました。腎生検の結果、膜性腎症と診断され、ステロイド・免疫抑制剤の治療が開始されました。しかし、治療抵抗性で腎機能が改善しなかったために、10 月、右内頸静脈にバスキュラーアクセスカテーテルを留置し、血液透析を導入することになりました。

木村さんの普段の体重は 70 kg でしたが、血液透析導入時には 82 kg になっていました。内シャントを造設し、尿毒症症状が改善した頃に、木村さんは看護師から水分管理の重要性について指導を受けました。しかし、木村さんは飲水制限を守ることができず、中 1 日で約 4 kg、中 2 日で約 6 kg の体重増加が続いていました。主治医は 68 kg を目標に体重を徐々に下げたいと考えていましたが、透析による除水で透析後半になると血圧が低下するため、目標体重まで除水できない状況が続いていました。

● 木村さんへの教育的関わり

場面 1　わかっているけどできない思いの表出を促す

　木村さんは透析室で、医師や看護師から飲水制限ができていないことを指摘されるたびに、苦笑しながら肩をすぼめて「はい、気をつけます」と小さな声で答えていました。時には、ふさぎ込んだり、投げやりになって暴飲暴食になったりすることもありました。看護師は、いつもうつむき加減で口数の少ない木村さんを見て、血液透析や水分管理の重要性について理解できていないのではないかと考え、わかりやすいように絵を用いて説明するなど指導を行っていました。しかし、体重増加は一向に改善されず、医師や看護師は水分管理ができない木村さんに困り果てていました。

　ある週末、TK看護師は、売店近くの談話室で缶ジュースを飲みながら他の患者と談笑する木村さんを見ました。木村さんは自分からジョークを発するなど楽しそうでした。そのときTK看護師は「あれっ？」と思い、「木村さん、楽しそう。透析室の木村さんと違う」と感じました。

　次の月曜日の朝、透析室に来た木村さんは眼瞼浮腫の顔貌で体重増加が明らかでした。木村さんは体重を測り体重表に記録すると、黙って透析用チェアベッドに横になりました。TK看護師は体重表を見て、「またこんなに体重を増やして」と思いました。しかし、その気持ちを抑えて木村さんのそばに行くと、体重のことには触れずに、「週末に談話室で木村さんを見かけました。皆さんと楽しそうに談笑されていましたね。皆さんお仲間ですか？」と緊張させないように語りかけました。すると、木村さんはTK看護師に視線を向けて、談話

> **ここが落とし穴！**
> 過剰な除水が原因とわかっていると、「つらい思いをするのはご自身です。体重が増えすぎないようにきちんと守らないとだめですよ！」と、ついつい責めるような発言になりがちです。患者は自責の念に駆られているかもしれません。申し訳ないと思って透析を終えているかもしれません。責めるような言い方は慎みましょう。相手の気持ちを気遣った声のかけ方が大切です。

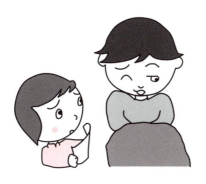

第2部 事例編

第5章　水分管理ができない透析導入患者

113

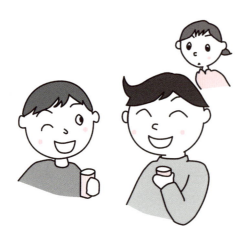

室に集まった患者や面会者と談笑していると気が紛れて楽しく、談話室での雑談が入院生活の日課になっていることをぼそぼそと話しました。透析が始まると、過剰除水による血圧低下が出現し、嘔吐もあって、木村さんは疲れた様子で透析を終えました。

　透析終了後にTK看護師が、「急激に過剰な除水をすると血圧が低下するので、透析はつらいと思います」とそっと声をかけると、「そうだよね。体重を増やしすぎると除水量が多くなるし……。体重を増やしちゃいけんことはわかっているけど、どうしても飲んじゃう」と自分の思いを話し始めました。TK看護師は、水分制限の必要性をわかっているにもかかわらず、それができないでいる木村さんを理解しました。TK看護師が「なぜ飲水量が増えるのかを知るために、入院生活での１日の行動を一緒に振り返ってみませんか」と問いかけると、木村さんは同意し、翌日病室で話し合うことになりました。

ここが プロ！

透析患者の体液管理は重要で、体重増加は中２日でドライウエイトの６％未満にすることが推奨されています[1]。
透析中の急激な除水は血圧低下の原因となり、除水が十分できないままに透析を終えることになります。加えて、飲水制限ができないと体内の水分は蓄積されます。一方、血漿浸透圧が上昇すると口渇感が高まり、飲水量が多くなります。
血漿浸透圧の上昇は、血中Na濃度、尿素窒素値、血糖値の上昇によって生じるため、Naの過剰摂取や透析不足がないかをチェックすることが必要です。

TKモデルを用いた解説

　TK看護師は、透析室の木村さんと談話室で見た木村さんの雰囲気が全く違うことに「あれっ」と思い、気になっていました❶。

　透析日に顔面浮腫の顔貌で透析室に来た木村さんに、「また、こんなに体重を増やして」と思う自分の感情を抑えて、談話室で他の患者さんと楽しそうに談笑されていたときのことを振り返って、緊張させないように話しかけています❷。透析が終わった後、透析中の血圧低下について、木村さんの水分管理の悪さが原因と責めるの

❶【とっかかり／手がかり言動とその直感的解釈】

❷【PLC】《リラックスできる空間を創造する》

ではなく、透析のつらさを心配して声をかけています❸。

TK看護師は木村さんの思いを聴きながら、わかっているけどできないもどかしさを受けとめたうえで、入院生活での1日の行動を一緒に振り返りましょうと問いかけています❹。患者を責めずに気持ちを受け止めるというTK看護師の持っている雰囲気❺によって、木村さんの心が開き、感情表出ができる教育環境が整ったのだといえます。

❸【PLC】《心配を示す》

❹【PLC】《共に歩む姿勢を見せる》

❺【PLC】

場面 2 これならできるという方法を共に見出す

次の日、TK看護師が病室に行くと、木村さんは1日の入院生活の様子を話し始めました。木村さんの飲水制限は1日700 mLでしたが、非透析日は、談話室で入院仲間や見舞い客と同様に350 mLの缶ジュースを買って飲んでいること、談話室には1日2～3回行くことがわかりました。話の内容から木村さんの飲水量が多いことは明らかでしたが、TK看護師は飲水量を話題にするのを避けて、木村さんの話をじっと聴いていました。

「缶ジュースを半分くらい飲むと口渇は癒される」という発言を聞き、「半分飲むと癒される」木村さんの思いにTK看護師はひっかかりました。何か糸口が見えるかもしれないと、その言葉をとっかかりにして飲水に触れる問いかけをしました。一度で飲みきらずに半分残して後で飲むようにしたらどうかと尋ねると、木村さんは「う～ん」と考え込んで浮かぬ表情をしました。次に、半分を捨てることを勧めると「なんかもったいない」という返事でした。ペットボトルを購入して、1回分ごとにコップで飲むことを再提案すると、「1本全部飲んじゃいそう。自信がない」という反応を示しました。

このような木村さんの発言から、TK看護師は、「半分残して捨てるのはもったいない」という感覚とこだわり、そして「飲みきることで満足する」という満足感を大切にしたいと思いました。その瞬間に、容量の少ない紙コップか紙パック飲料のアイデアがひらめき、すぐに提案すると、木村さんは「それくらいならできそう！」とやる気を示しました。

ここが落とし穴！

1日の水分制限の基準を大幅に超えていることが明白だと、ややもすると、「そんなに飲むから体重が増えるのよ。ダメじゃないの」と口を挟み、その行為をやめるように促してしまいがちです。そのような関わりでは、患者は否定された気持ちになって、話を中断してしまうかもしれません。患者を理解するためには、感情や考えが表現されるまで話を聴き続けるという姿勢が大切でしょう。

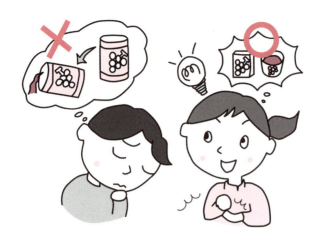

TKモデルを用いた解説

　話の内容から木村さんの飲水量が多いことは明らかでしたが、TK看護師は飲水量を話題にするのを避け、木村さんが話すのをじっと聴いています❶。「半分飲むと癒される」という木村さんの言葉をとっかかりにして、何か糸口が見えるかもしれないと木村さんに連続して言葉かけをしています❷。看護師のアイデアを伝えたり、木村さんの考えを確かめ合ったりする関わりを通して、「半分残して捨てるのはもったいない」という感覚やこだわり、「飲みきることで満足する」という満足感を見出し、木村さんの価値観や感情を受け止めています❸。

　そして、木村さんのこだわりや満足感を大切にして、飲みきることができる容量の少ない紙コップか紙パックの飲み物にするという実行できそうな方法を見出しています❹。入院生活の楽しみや満足感を崩すことなく、飲水方法を工夫することで、木村さんが実行可能性を確信できる看護実践につながったといえます。

❶【PLC】《聴く姿勢を示す》

❷【とっかかり／手がかり言動とその直感的解釈】

❸【生活者としての事実とその意味】

❹【治療の看護仕立て】

ここが落とし穴！

患者が水分管理に意欲的になると、頑張りすぎて目標を高く設定してしまうことがあります。その結果、目標が守れないと「もういいや」とあきらめにつながります。適切な目標設定ができるまでは経過を確認し合いながら一緒に行動することが大切です。透析導入期の患者には、努力をほめたり、励ましたり、できていることを評価したりするなど継続した関わりが大切になるでしょう。

場面 3　変化を実感できるよう継続的に支援する

　木村さんは、談話室での飲み物を350 mL缶から小さな紙パックに変更することを実行していきました。水分制限による体重目標値を低く設定しすぎると目標を守れず、もういいやとあきらめてしまうこともあったため、実行可能な目標値をTK看護師と共に考えて設定して

いくようにしました。目標体重を超えることもありましたが、努力していることを認め、水分管理が改善されていることを評価する支援を行いました。すると、中1日で約4kgの体重増加が、毎回0.5kg程減少するようになりました。徐々に水分管理がうまくいくようになると、「透析中に吐かなくなり、透析が楽になった。身体も楽になってきた」と、木村さん自身で身体の変化を実感していました。

ここが プロ!

血液透析は生涯続く長期的な治療です。透析導入期に頑張りすぎて失敗体験が重なると、自信をなくし、あきらめたり気力が失せたりして、自己効力感の低下につながります。「努力したらできた！」「これだったら自分にはできそうだ！」と成功体験につなげる援助が必要です。

TK モデルを用いた解説

木村さんは「それくらいならできそう」という実行可能な小さな目標から開始し、次回透析までの体重目標値を、少しずつステップアップさせながら決めていっています。TK看護師は、木村さんの目標達成度を一緒に確認しながら次回に向けての目標を確認し、できていることを認め、励ますという看護実践をしています❶。木村さんの思いや自己決定を大切にし、目標設定をフィードバックしながら次の目標を設定するという解決支援によって、身体が変化するのを実感していったといえます。

❶【教育的関わり技法】《自己決定を促す技法》《療養行動のフィードバックに関する技法》

● 木村さんの変化

血液透析導入で気が滅入っているところに、医師や看護師から水分管理ができない困った患者というレッテルを貼られていた木村さんでしたが、「それくらいならできそう」という実行可能な飲水の方法が見出されると、意欲的に水分管理に取り組むようになっています。水分管理がうまくできるようになると、身体も透析も楽になったことを体感しています。そして、透析室の医師や看護師に、「将来のことを考えると気が滅入っていた。ちょっとした工夫次第で飲水制限ができるという自信が持てたので頑張っていけそう」と前向きな発言をするようになりました。

引用・参考文献

1) 一般社団法人日本透析医学会編. 維持血液透析ガイドライン：血液透析. 日本透析医学会誌. 46 (7), 2013, 606.

第6章

急性心筋梗塞を再発した働き盛りの患者

患者紹介 佐々木さん（仮名） **40歳 男性**

個人タクシーの運転手で、離婚し1人暮らしである。息子は前妻が養育し、実母は心筋梗塞で他界している。不規則な生活、喫煙・飲酒・肥満あり、脂質異常症と高血圧を放置していた。7カ月前に心筋梗塞を発症し、気管挿管と大動脈バルーンパンピング（IABP）にて生命の危機を脱し、経皮的冠動脈インターベンション（PCI）を施行した。残枝狭窄があり、服薬などの生活指導を受け退院したが、1カ月後の外来受診を最後に通院を中断していた。今回、ゴルフ中に胸痛があり緊急搬送され、PCIを施行し、CCUを経て循環器内科病棟に転棟した。

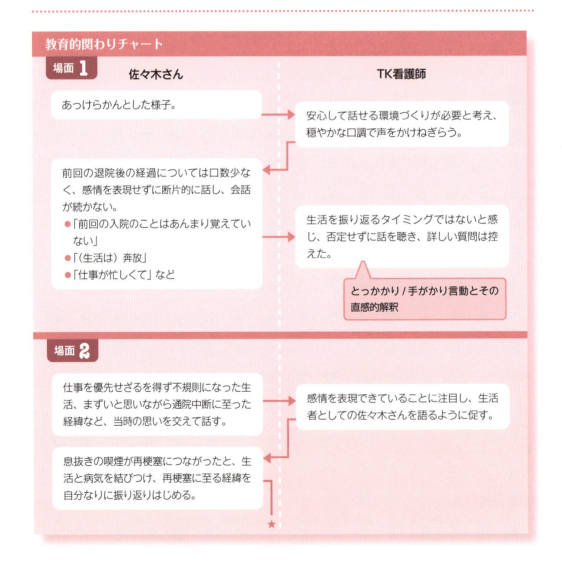

第**2**部　事例編

第**6**章　急性心筋梗塞を再発した働き盛りの患者

- 仕事を優先せざるを得ない状況に理解を示す。
- 濃い味噌味としょうゆ味はお袋の味という、佐々木さんにとっての生活の意味をクローズアップさせる。

生活者としての事実とその意味

濃い味付けはお袋の味であるとともに、心筋梗塞を誘発していたことに気づく。

場面3

- 心電図モニター装着中、心房細動が起こる。
- 歩行しても自覚症状がないことを話す。

心電図波形を一緒に見たり、橈骨動脈に触れたりすることで、心房細動を体感できるように促す。

- 心電図波形に「やばいの？」と驚く。
- 橈骨動脈に触れ、脈が「ばらばらしている」とさらに驚き、治っていないことに気づき唖然とする。

- 心房細動による心筋梗塞・脳梗塞のリスク、服薬の必要性を強調して説明する。
- 心臓保護のための減塩の必要性を伝える。

病態・病状のわかち合いと合点化

手帳に心電図波形用紙を挟み、心臓の状態を理解するとともに落ち込む表情をみせる。
- 「薬はちゃんと飲まないとだめなんだ」
- 「一度おかしくなったものは治らない」

生活の再構築を一緒に考えていく姿勢を示す。

PLC ≪共に歩む姿勢を見せる≫

佐々木さんの変化

- 心筋梗塞を自分自身の中に落とし込むことができた。
- 退院後は減塩食や禁煙にチャレンジする意向を話すなど、生活の再構築に向けての意欲が生じた。

●はじめに

　急性心筋梗塞（acute myocardial infarction：AMI）の発症後は、再狭窄や多枝病変への進行を予防するために、服薬・食事療法・禁煙な

どの自己管理が重要となります。心筋梗塞の既往は心不全の重症度分類においてステージB（無症状の左室収縮機能不全）に該当し[1]、これらの自己管理は心不全の重症化予防ともいえます。一方、AMI治療や心臓カテーテル検査入院では早期退院を求められ、クリニカルパス使用による画一的な指導になりがちです。冠動脈の再狭窄や心不全の重症化を予防するための生活の再構築は、心筋梗塞により傷ついた心臓を自分自身のものとして引き受けることから始まります。そして、心臓病のある身体の引き受け方は、人によって異なります。この事例では、AMIを再発した患者への看護支援を、生活の振り返りと病態・病状の理解に焦点を合わせ、看護の教育的関わりモデルを用いて考えていきます。

●事例｜通院を中断し心筋梗塞を再発した佐々木さん

　佐々木さんは40歳代の男性、個人タクシーの運転手です。以前は、妻と息子、実母と暮らしていましたが、離婚して妻が息子を引き取り、昨年2月に実母が心筋梗塞で他界したため、現在は1人暮らしをしています。夜中に仕事をすることが多く食事はほとんど外食で、喫煙20本/日、休日は1日中アルコールを飲んでいました。身長166cm、体重78kg（BMI 28.3）、過去に脂質異常症と高血圧を指摘されていましたが、放置していました。

　今年1月、自宅で入浴後に突然の胸痛と冷汗があり、身動きが取れないため救急車を要請しました。病院到着後も胸痛は改善せず、緊急冠動脈造影検査（CAG）を施行し、左冠動脈主管部（LMT）#5；100％、左前下行枝（LAD）#6；99％、右冠動脈（RCA）#2；50％の狭窄を認めました。CAG中に全身状態が悪化し、気管挿管と大動脈バルーンパンピング（IABP）を行いました。引き続き経皮的冠動脈形成術（PCI）にてステントを挿入し、#5；100→0％、#6；99→0％と狭窄が改善しました。CK（クレアチンキナーゼ）の最大値は7,000 IU/Lでした。CCUで全身管理後、循環器内科病棟へ転棟しました。RCAの残枝狭窄があったため、抗血小板薬の継続使用などの服薬指導、栄養指導、確実な定期外来受診や生活上の注意点についての退院指導が行われました。採血データ上の異常は認めず、心エ

コー上 EF（左室駆出率）は 45 ％から 70 ％へ改善し、心不全および不整脈も認めず、入院 30 日目に自宅退院となりました。

退院 1 カ月後の 3 月の外来受診を最後に、佐々木さんは突然外来通院を自己中断しました。同年 8 月、友人とゴルフ中に突然胸痛を訴え、嘔吐、意識消失し、友人により救急要請となりました。病院到着後、CK-MB 800 IU/L、BNP（脳性ナトリウム利尿ペプチド）612 pg/mL、心電図上 II・III・aVf の ST 上昇が認められ、緊急 CAG にて RCA#2；100 ％を認めて PCI 施行され、0 ％となりました。CK（最大値）4,500 IU/L、EF 48 ％でした。CCU で全身管理後、循環器内科病棟へ転棟となりました。

TK 看護師は、佐々木さんの前回入院時に担当したことはありませんでしたが、顔は覚えていました。病室に案内するためにナースステーション前で迎え入れると、佐々木さんはあっけらかんとした様子で、「また来ちゃいました」「よろしくお願いします」と病棟スタッフ達に挨拶しました。

● 佐々木さんへの教育的関わり

場面 1 脅かさずに患者の状況を把握する

TK 看護師は、「命を落としてもおかしくない体験をされていたのに、何故、通院を中断したのだろう」と残念に思いながらも、病室の環境を整えベッドサイドの椅子に座り、「今回も大変でしたね」と穏やかな口調で声をかけました。佐々木さんは「暑い中、ゴルフをしていて、突然胸が痛くなって」「気がついたら病院でした」と答えました。「苦しかったでしょう」とねぎらいながら、前回の退院後の経過を尋ねると、「前回の入院のこと、あんまり覚えていない」「（生活は）奔放」「仕事が忙しくて」「薬を飲まなくても何ともなかった」と口数少なく、対話が続きませんでした。TK 看護師は、佐々木さんが感情を表現せずに断片的に外来通院を中断した理由を話す様子から、「まだ急性期だから状況を振り返ることはつらいのかもしれない」と思いました。「仕事が忙しかったのですね」「薬をやめても症状はなかったのですね」と否定せずに話を聞き、詳しい質問は控えました。佐々木さんの回復状況をみながら、療養生活について話すタイミングを見つ

ここが 落とし穴！

心筋梗塞という生命の危機を一度経験したにもかかわらず、通院中断後に再発したという状況において、患者は医療者から批判されると思っているかもしれません。さらに看護師が「なぜ通院をやめてしまったの？」と批判口調になってしまうと、患者が体験していることや、通院中断に至った患者なりのストーリーを聞くことが難しくなってしまいます。ここでは、責めたい気持ちになっても我慢し、脅かすことなく、つらい思いを理解しようとする姿勢を示しましょう。

けようと思いました。

心電図モニターには心房細動を示す波形が現れていましたが、TK看護師が時折声をかけても「大丈夫です」と、胸部症状を訴えることはありませんでした。

> ### TK モデルを用いた解説
>
> TK看護師は、佐々木さんが通院を中断したことを責められると思っている可能性を考慮して、まずは安心して話せる関係づくりが必要と考え、ねぎらいの言葉をかけました。
>
> 佐々木さんが療養行動を実行していくためには生活を振り返る必要がありますが、感情を表現せずに通院を中断した理由を話す様子から、TK看護師は「その時」ではないと感じました。また、断片的な話し方から、恐怖や無力感などの強い感情体験を伴う生命の危機を脱して間もないために、これまでの生活と心筋梗塞が佐々木さんの経験として整理がついていないように感じ、今は話をするタイミングではないと判断し❶、その場では佐々木さんを否定しない姿勢を示しています。

❶【とっかかり／手がかり言動とその直感的解釈】

場面 2　生活を軸に出来事をつなげる

CCUから転棟した5日後、医師の指示で病棟内歩行可能、酸素吸入中止となりました。TK看護師は「前回の退院後の生活について、もう少し詳しく聞かせていただけますか」と、ベッドサイドで話をする時間を設けました。「前回の退院時に、薬や食事の説明を聞かれたと思うのですが、どのように考えていましたか」と尋ねると、「血小板の薬は絶対に飲まないといけないと言われていた」「(前回退院した当初は)また、詰まるんじゃないかと思っていたけれど」「一度外来に行きそびれると『まずいな』と思いながらも、日々何ともないからずるずると時間が過ぎて、とうとう倒れちゃった」と、その時の思いも言葉にすることができていました。

TK看護師が「お仕事、どんなふうに忙しかったのですか」と尋ねると、「息子の養育費も入れないといけないから働かないといけない」「外国人が増えて、タクシーの走る距離も長くなって、生活が不規則になって」と答えました。TK看護師は「忙しかったし、稼がないと

ここが プロ！

転棟後は医師も看護師も通院中断に対して責める態度をとらず、安心して感情を語れる環境を整えました。患者を継続的に観察し、身体症状が楽になり多少の感情の揺れやストレスに対処できるのではないかと推測できた時点で、生活を振り返り心臓病に向き合う「その時」は「今」かもしれないと、タイミングを見極めて声をかけています。

いけない理由もあったのですね」と仕事を優先せざるを得ない状況に理解を示しました。佐々木さんは、「仕事の息抜きにタバコも吸うようになった」「吸っても大丈夫だと思ったけど、またこんなふうに心臓の血管が詰まって、大丈夫じゃなかったね」と、生活と病気をつなげ、心筋梗塞に至る経緯も振り返り始めました。TK看護師は、「タバコはよくないと感じていらっしゃったのですね」と佐々木さんの振り返りを支持しました。

　食事について尋ねると、「減塩も初めだけ気をつけていた」と佐々木さんは答え、さらに「どのようなことに気をつけたのですか？」と尋ねると、「しょうゆやソースをかけないようにしたけれど、やってもやらなくても同じかなと思った」と、減塩の効果を実感できていないようでした。続けて、「濃い味噌汁や揚げ物は毎日のように食べていた。母の味噌汁は味が濃かったし、唐揚げやさつま芋の天ぷらもよく作ってくれた」と１年半前に他界した実母のことを話しました。TK看護師が「さつま芋の天ぷらにはしょうゆをかけるのですか？」と尋ねると「そうそう」と頷きました。「<u>濃い味噌汁、しょうゆ味の揚げ物、それがお母さんの味だったのですね</u>」とTK看護師が返すと、「<u>そうだよ。こんな歳になっても、お袋の味ってあるもんだね</u>」と佐々木さんは答えた後しばらく沈黙し、「だから同じ病気になったのかな」とつぶやきました。

　TK看護師は対話しながら、仕事優先の生活をしていた佐々木さんは離婚し実母が他界して家族のサポートがないために、減塩に意味を見出せなかったり、自身の身体を顧みる機会がなかったりしたのだろ

> **ここがプロ！**
>
> 「お袋の味」という患者にとっての生活の意味は、減塩の具体策を考えるときにも鍵となります。例えば、味噌汁のお椀を小さくする、外食時は汁を少なくしてもらうようお店の人にお願いするなど、お袋の味が残る方法であれば、患者は「できそう」と思えるかもしれません。

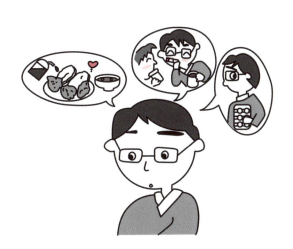

うと思いました。今回の入院が、生活を振り返って今後の方向性を見出せる機会になることを願いながら、「佐々木さん、生活について振り返ることができていますね。身体のことがもっとわかると、禁煙や食事についてどうしていこうか、何かみえるかもしれません」と投げかけました。

TKモデルを用いた解説

　前回の服薬指導の話に続いて通院中断に至る経緯が語られたとき、TK看護師は佐々木さんが感情を表現できていることに注目し、生活者としての佐々木さんを語るように促しました。そして、仕事を優先せざるを得ない状況に理解を示すと、佐々木さんは「禁煙も減塩も続かなかった」と自分にとって都合の悪い事柄も内省できるようになりました。すぐに減塩の話にもっていかずに、濃い味噌味としょうゆ味はお袋の味という、佐々木さんにとっての生活の意味をクローズアップさせたとき、佐々木さんは食事について主観的かつ客観的に捉えることができました。お袋の味を引き継ぐとともに、母親と同じ心筋梗塞という病気になったと自ら気づくことができたのです❶。その気づきを糸口として、さらに生活と身体を関連づけて考えられるよう、TK看護師は佐々木さんに病態・病状の理解を促しました。

❶【生活者としての事実とその意味】

場面3　心臓の動きを可視化する

　佐々木さんは再び少し沈黙し、「CCUにいたときに先生が心電図を見せてくれて、今回は不整脈が出ているって言うんだけど、今日歩いてみても、倒れたときのように胸が痛くなったりとか、何ともないんだよね」と心房細動のことを言葉にしました。その発言からTK看護師は、心臓の状態を可視化できれば、服薬や減塩の重要性を理解しやすいかもしれないと思いました。「佐々木さん、心電図モニターをつけていらっしゃるのでナースステーションでもわかるのですが、先生から言われた不整脈は今も出ています。一緒に見てみますか？」と言い、ナースステーションに戻り印刷した心電図波形の用紙を渡しました。佐々木さんは心房細動の波形をじっと見て、「このギザギザは何？　やばいの？」と驚いた表情で尋ねました。看護師は「自分で脈

ここが落とし穴！

患者は症状の体験がないために心房細動が何なのかわかっていませんでした。ここで、「心臓は4つの部屋に分かれていて」「3本あるうちの右の冠動脈が詰まったために不整脈が」などと説明的になりすぎると、患者は他人事に感じてしまうかもしれません。知識を与えようとするのではなく、自ら気づく体験ができるように関わることを意識しましょう。

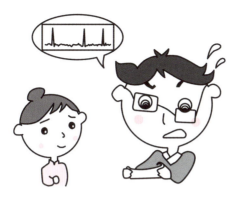

を測ってみてもわかるのですよ」と脈拍測定の方法を教えると、佐々木さんは橈骨動脈に触れながら「本当だ！ 一定じゃない！ バラバラしている！」とさらに驚きました。「心臓が不規則に刺激を出してふるふると震えている状態なんです」とTK看護師が説明すると、「ダメージが残っているんだ……、治っていないんだ……」と唖然とした様子でした。

　TK看護師は、服薬の重要性を知ってほしいと思い、「不規則に震えると、心臓の中で血液がうまく流れなくて、血の塊ができやすくなるのです。それが全身にとぶと、心筋梗塞や脳梗塞になってしまいます」「佐々木さんの場合は、2回も心筋梗塞をしていますし、血栓ができてしまうと今度こそ命に関わります」「やはり薬は飲まないといけないし、今回助かったのも奇跡と言ってよいのですよ」と説明を加えました。佐々木さんは「これ、もらってもいい？」と用紙を手帳に挟み、「先生が言っていたことって、こういうことだったの」「薬はちゃんと飲まないとだめなんだね」「一度おかしくなったものは、治らないんだ」と、心臓の状態を理解すると同時に落ち込む様子も見せました。TK看護師は「服薬が大事ですが、心臓をケアする方法は他にもいろいろあります」「塩分を摂りすぎると、体が水分を欲しがって体の中に水がたまってしまいます。そうなると、心臓に負担がかかってしまう。だから、減塩も大事です。できそうなことから一緒に考えていきましょう」と、生活習慣に目を向けるように促しました。

TK モデルを用いた解説

　佐々木さんは医師から心房細動についての説明を受けていましたが、再発時の胸痛の後は心臓の異常を示す症状を体験していないために、心房細動が何なのかわかりませんでした。TK 看護師は、佐々木さんが身体に関心を向けた「今」こそ、見る・触るという体感を通じて心臓の異常に自ら気づくことを期待しました。心電図波形が心臓の働きや動き方を図にしたものということは、一般的に理解されています。心房細動の波形は特徴的なので、詳しい説明をしなくとも、佐々木さんは一瞬で心臓が「おかしい」とわかりました。さらに脈に触れてリズムの不整を体感することで、心房細動が自分の身体で起こっていることとして理解できたようです❶。

　一方、心臓病という事実に直面することは、患者にとって重い体験です。看護師は、佐々木さんが心臓病のある身体を引き受け心臓をケアしながら生活していけるように、共に歩む姿勢を示しました❷。

❶【病態・病状のわかち合いと合点化】

❷【PLC】≪共に歩む姿勢を見せる≫

● 佐々木さんの変化

　数日後、TK 看護師が昼食時にラウンドしていると、佐々木さんが病院の減塩食の写真をスマートフォンで撮影していました。声をかけると、「メニュー選びの参考になったらと思って」「中華料理屋じゃなくて定食屋にすればよいのかな」と食事について思案していました。「すごい、やる気ですね！」とほめると、「デイルームで（他の患者と）病気について話すようになって、2 回も助かった命、大事にしなよと言われた」と、他の患者との交流も動機づけになっていました。他にチャレンジしてみようと思うことがあるか尋ねると、佐々木さんはためらいながらも「禁煙」と答えました。TK 看護師は、佐々木さんがようやく心筋梗塞になったことを自分の中に落とし込めたのだと感じながら、残りの入院期間を通してできる限り具体的な自己管理の方法を一緒に考えていくことにしました。

　生命の危機を脱し、PCI などの治療が成功すると、心筋梗塞が治ったように感じてしまう患者は少なくありません。また、看護師のあいだでも、心筋梗塞が慢性心不全の病みの軌跡の始まりに位置するとい

う意識は一般的ではありません。しかし、心不全が進行し浮腫や呼吸困難などの症状が現れてから厳しい塩分制限や水分制限を課されるよりも、心筋梗塞の治療やフォローアップにおいて、今回の事例のように生活と身体を顧みる機会があるほうが、患者は早い時期から心臓をケアしながら生活することができるでしょう。急性期を共に過ごす看護師だからこそ、患者のつらい体験をわかち合い、急性期の体験を動機づけにして生活の再構築に取り組み始めることを支える伴走者になれるのではないでしょうか。

引用・参考文献

1) 日本循環器学会. 循環器病の診断と治療に関するガイドライン（2009年度合同研究班報告）. 慢性心不全治療ガイドライン（2010年改訂版）. http://www.j-circ.or.jp/guideline/pdf/JCS2010_matsuzaki_h.pdf（2017年1月閲覧）.

第 7 章

「苦しくないから」と酸素を使わない COPD 患者

患者紹介 鈴木さん（仮名） **74歳 女性**

78歳の夫と2人暮らし。8年前から喘息のため吸入薬を使っていた。痰と咳、発熱の症状が続き、肺炎と慢性閉塞性肺疾患（COPD）の診断で入院となった。肺炎の改善後も歩行時のSpO₂が90％を下回っていることから、退院後は在宅酸素療法を開始することとなった。夫からの希望があり、退院後は訪問看護が開始された。

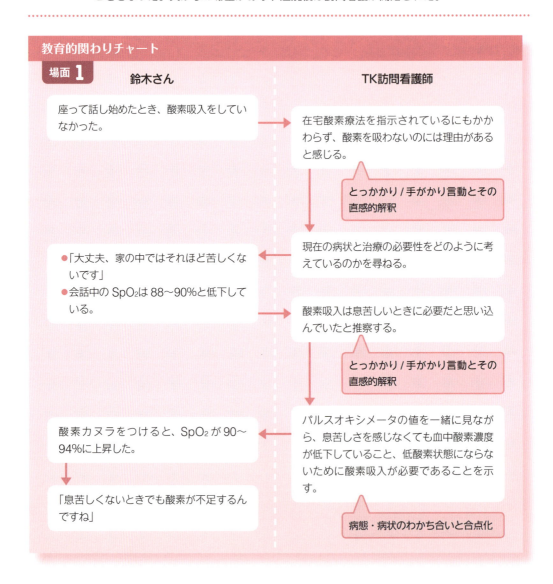

128

場面 2

外出に消極的。
- 「酸素をつけたらびっくりされる」
- 「外出に友達を誘えない」
- 「外出時の息切れが怖い」

→ 社交的で容姿を大事にしているため、外見が気になりおしゃれも思うようにできず、旅行や外出には消極的になっていると推察する。

生活者としての事実とその意味

洗濯物干しは夫に頼み、訪問前までソファで横になっていたことを話す。

→ 家庭での役割の変化に気づく。

生活者としての事実とその意味

- 髪が乱れている
- 入浴での息苦しさや倦怠感がある。
- シャワー時に酸素を外している。

→ 酸素カヌラを装着したまま洗髪する方法を提案する。

教育的関わり技法《療養方法の提案に関する技法》

マスク着用やポシェット型子機などの提案を検討するなど、今後は受け止め方を理解して援助しようと考える。

鈴木さんの変化

- 酸素を使って体が楽になり、歩行距離が伸びたことを実感している。
- 酸素を使いながら家事を行っている。
- 在宅酸素療法をきっかけに夫と病気に関する会話ができるようになった。
- 携帯酸素の扱いに慣れ、外出先での新しい発見を楽しめるようになった。

はじめに

　慢性閉塞性肺疾患（chronic obstructive pulmonary disease：COPD）は高齢期の主要な健康問題の一つです。COPD は症状がなくても放置すると重症化することがあります。一般に患者が呼吸困難に気づく前に、肺機能においては不可逆的な変化が起こっています。換気能が低下した低酸素血症の状態であっても、身体が呼吸状態に合わせた動き

を調整するために、呼吸困難や酸素不足を自覚していないことがあります。この章では、在宅酸素療法が必要となった COPD 患者に、その人らしい生活を続けてほしいと願い、関わった TK 訪問看護師の事例を紹介します。

●事例│まだ在宅酸素療法はしたくない鈴木さん

　鈴木さんは 74 歳の女性で、78 歳の夫と 2 人暮らしです。昨年の冬、痰と咳、発熱のかぜ症状があり、かかりつけの医院で薬を処方してもらいましたが症状が改善されなかったため、専門医を紹介されました。専門医による精密検査の結果、肺炎と COPD の診断で入院となりました。

　鈴木さんは喫煙しませんが、夫がヘビースモーカーです。鈴木さんは 8 年前に喘息と診断され、吸入薬を使っていました。数年前から時々息切れを感じることはありましたが、年齢によるものだと気に留めていませんでした。肺炎は薬物治療で改善されましたが、血液ガスの結果は、ルームエアで PaO_2 60 Torr、$PaCO_2$ 39 Torr で、歩行時には SpO_2 が 90 % を下回っていました。退院後は、気管支拡張薬と吸入薬に加えて、在宅酸素療法が導入されることになり、医師から安静時は 0.5 L、労作時は 2 L の酸素吸入の指示がありました。

　鈴木さんは入院中に在宅酸素療法について説明を受けましたが、「家で酸素をするなんて、必要なのはわかるけれど、実際に家の中でつけると何もできなくなるでしょ」という発言がありました。夫からは「妻には長生きしてほしい。医療者に見守ってほしい」との希望があり、医師から訪問看護が指示されました。退院後は、在宅での薬物療法や在宅酸素療法、リハビリテーションなどの COPD の自己管理を支援する目的で、訪問看護が開始されました。

●鈴木さんへの教育的関わり

場面 1 低酸素状態であることの理解を促す

　TK 訪問看護師が初めて鈴木さん宅を訪問した日、夫は出かけており鈴木さん 1 人でした。鈴木さんはリビングのソファに座って話し

ここが プロ！

8 年前の喘息発作は COPD の急性増悪であったことも推察できます。夫の喫煙が環境的大気汚染の曝露として COPD のリスクファクターと考え、夫と患者との関係についても着目していきます。

ここが プロ！

夫のタバコへの嫌悪感のみならず、喫煙する夫を許容してきた妻自身が自らを責めてしまう場合や夫に罪悪感がある場合など、患者と家族はそれぞれ複雑な思いを抱えています。それぞれの思いを表出することが困難なこともあります。長年の夫婦であってもそれぞれ個別的であることを理解し、双方の思いや希望を確認しつつ対応することが重要です。

始めましたが、酸素吸入をしていませんでした。バイタルは血圧 116/78 mmHg、脈拍数 82/分、呼吸数 26/分でした。TK 訪問看護師は、酸素を吸わないのには何か理由があるのかと思い、息切れをして苦しくなることがないか尋ねると、「大丈夫、家の中ではそれほど苦しくないです」という答えが返ってきました。会話中、パルスオキシメータの値は 88〜90 ％と低下がみられました。TK 訪問看護師は「少しお話を休憩しましょうか」と促し、背中に手を当て呼吸が整うまで待ちました。

TK 訪問看護師は、「息が苦しいと思うのですが、鈴木さんが『大丈夫、苦しくない』と言われることが気になります」と伝え、パルスオキシメータの値を一緒に見ました。「病院でも測っていたと思いますが、これは動脈の中に酸素がどれだけあるかを測っているのですよ」と、血中酸素飽和度の仕組みと、低酸素状態による肺高血圧や心臓への負担について説明しました。そして、鈴木さんに酸素カヌラをつけてもらい、パルスオキシメータの値をもう一度確認すると、90 〜94 ％と上昇していました。TK 訪問看護師は、「息苦しいと感じなくても、血液中の酸素が低くなっていることがあります。呼吸は自分で調整できるので、休み休みに体を動かしていると息苦しいと感じにくいのです」と、日常生活動作による酸素消費について話しました。鈴木さんは、「そうなのですね、息苦しくないときでも酸素が不足するのですね」と、息苦しさを感じなくても、動いたり話したりすることで血中酸素飽和度が下がっていることに気づくことができました。

ここが落とし穴！

呼吸困難の観察において、患者の主観を重視すると見誤ります。呼吸困難があっても活動を自分自身で調整しているので、「苦しい」と自覚せず表現しないことがあります[1]。酸素ニーズは酸素消費量とのバランスで変わるので、生体反応として消費量が増大していないか、炎症や貧血による酸素供給不足の有無など、全身状態と併せて観察することが重要です。

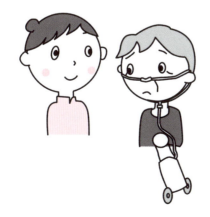

TK モデルを用いた解説

鈴木さんは入院中に在宅酸素療法について説明を受けましたが、「家で酸素をするなんて、必要なのはわかるけれど、実際に家の中でつけると何もできなくなるでしょ」と発言していました。退院時に医師から酸素量を指示されていましたが、TK訪問看護師が訪問したときは酸素吸入をしていませんでした。TK訪問看護師は「ん？ なぜ？」と感じ❶、患者が現在の病状と治療の必要性をどのように考えているのか、確認が必要だと考えました。

鈴木さんは家の中では息苦しさを感じていませんでしたが、会話中のパルスオキシメータの値は低下していました。入院中に病状を説明され、治療の必要性は理解していましたが、息苦しく感じないときは大丈夫だと判断していました。息苦しいときに酸素吸入が必要なのだと思い込んでいたようです❷。

TK訪問看護師は、息苦しさを感じない状態でも血液中の酸素が低下していることを、一緒にパルスオキシメータの値を見ながら確認しました。さらに酸素カヌラをつけた状態での値も一緒に確認することで、酸素吸入によって血中の酸素飽和度を保てることを示しました❸。このようにして、血中の酸素飽和度は息苦しさとは必ずしも一致しないこと、低酸素状態にならないために酸素吸入が必要であることを感じてもらうことができました。

❶【とっかかり／手がかり言動とその直感的解釈】

❷【とっかかり／手がかり言動とその直感的解釈】

❸【病態・病状のわかち合いと合点化】

場面 2 鈴木さんらしく暮らしを続けていくための方法の提案

鈴木さんはデパートでの仕事を定年まで勤め、定年後は夫との小旅行や友人との買い物や美術鑑賞などを楽しんでいたことを、旅行に行ったときの写真を見ながら話しました。写真の中のスカーフを巻いたセンスの良い服装の鈴木さんが、TK訪問看護師にはとても印象的でした。鈴木さんは、「酸素なんかつけて外に出たらご近所さんや友達もびっくりしますよ」「夫も私が酸素なんかつけていたら友達との外出に誘えないですよ」「家の中では良いけれど、外出して息切れするのは怖いわ」と話し、あまり外出していない様子でした。

鈴木さんは少し疲れているようでした。TK訪問看護師は「調子はいがかですか？」「眠いですか？」と様子をうかがうと、鈴木さんは「そうでもないの、苦しくはないのよ」と答え、「でも、お風呂のときはね……。最近お風呂もさっとシャワーで済ませているの」と、入浴

ここが プロ！

患者夫婦の生活史を知ること、例えば、患者がデパート勤務で容姿を大事にしていること、またヘビースモーカーである夫にとってのタバコの意味や価値観を理解しようとすることで、新たな視点を持つことができます。

ここが プロ！

在宅は病院とは異なり、いつでも客観的な検査データが得られるわけではありません。疲れている、顔色が悪いなどの様子から生理機能の変化を推察し、生活行動を観察する眼を養うことが重要

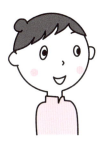
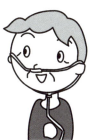

での息苦しさや倦怠感の症状があることがわかりました。「洗濯物は夫が干してくれました」と言い、その日は訪問時間まで居間のソファで横になっていたことがわかりました。またTK訪問看護師は、鈴木さんの髪が乱れていることが気になり、入浴のときの様子を尋ねてみました。すると、入浴のときに嫌なのがチューブを浴室内まで引きずってドアを全部閉められないこと、またシャンプーのときに酸素カヌラが濡れて気になるので外してしまうと話しました。労作時こそ酸素が必要なので、カヌラを装着したまま洗髪する方法を提案しました。

　TK訪問看護師は、脈拍測定や呼吸の整え方を伝えるとともに、酸素ノートのメモ欄に歩行距離や体調なども書き込むことを提案しました。また今後の訪問の際は、酸素吸入をすることによって顔色が良好になる、化粧ののりが良くなるなどの変化をキャッチし、美意識の高い鈴木さんの気持ちが外に向く声かけをしようと思いました。そして、鈴木さんの楽しみである旅行や買い物をこれからも続けられるよう支援できないかと考え、人目を気にしていることから、マスク着用や小型で軽量のポシェット型子機などを提案してみようと思いました。

TKモデルを用いた解説

　TK訪問看護師は、鈴木さんが定年までデパートで仕事をしていたこと、定年後は夫や友人と旅行や買い物などを楽しんでいることなどから、社交的な人だと感じました。また、写真の中のスカーフを巻いた印象から、おしゃれをして外出し、人と交流していることが鈴木さんらしさなのだと思いました❶。しかし、COPDにより在宅酸素療法が必要となり、酸素カヌラをつけることで外見が気にな

です[2]。
COPDは便秘の症状を悪化させます。食べることができているか、水分は摂れているか、腸管運動はスムーズか、排出するための姿勢をとりいきむことができるのかなどを観察します。このように、生活行動との関連で酸素ニーズの充足についてアセスメントをすることが重要です。

ここがプロ！
おしゃれに気を使っている患者の髪が乱れていたことから、日常生活行動の中でもエネルギー消費量が高い洗髪が困難になっているのではないかと推察し、確認しています。訪問看護の限られた時間の中で全身状態を観察し、酸素ニーズのアセスメントのための判断材料にしています。

ここが落とし穴！
マスク装着の判断にあたっては、再呼吸の状態をつくるので、二酸化炭素濃度を指標とします。病態をしっかり理解したうえで、生活の質向上のための工夫をすることが必要です。

❶【生活者としての事実とその意味】

り、以前のようにおしゃれも思うようにできず、楽しみだった旅行や外出にも消極的になっていると考えました。また、日常生活動作での息切れや倦怠感により、夫が家事を手伝い、家庭での役割も変化していることから、夫との関係性にも目を向ける必要があると感じました❷。TK訪問看護師は、COPDの症状や加齢による身体機能の変化により生活動作が制限され、これまでのように旅行や外出をしていないこと、また、家庭での役割も変化していることをどのように受け止めているのか傾聴し、楽しみや目標を話題にし、鈴木さんらしい生活を続けていけるために援助できることはないかと考えました。

またTK訪問看護師は、鈴木さんの髪が乱れていること❸が気になり、入浴について尋ねました。鈴木さんはカヌラを外して入力していることで息切れや倦怠感が増強し、おしゃれでいるはずの鈴木さんが、鈴木さんらしくできていないと考えました。TK訪問看護師は、労作時にこそ酸素が必要なことを鈴木さんに理解してもらい、カヌラを装着したまま洗髪する方法を具体的に提案すること❹で、入浴中のカヌラの使用を受け入れてもらえるのではないかと考えました。

❷【生活者としての事実とその意味】

❸【とっかかり／手がかり言動とその直感的解釈】

❹【教育的関わり技法】≪療法方法の提案に関する技法≫

● 鈴木さんの変化

鈴木さんは、酸素を使うことで身体が楽になり歩行距離の伸びを実感したことから、酸素を使って家事を行うようになりました。夫とは在宅酸素療法をきっかけに病気のことを話題にすることができるようになり、「夫にもできる事は協力してもらっています」と、洗濯物干

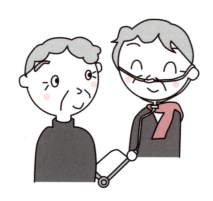

しを依頼しています。

　鈴木さんは、携帯酸素の扱いにも慣れ、外出先での新しい発見を楽しめるようになりました。当初、生活に馴染めないと思っていた在宅酸素療法は、TK 訪問看護師の【病態・病状のわかち合いと合点化】【生活者としての事実とその意味】のわかち合い、【教育的関わり技法】≪療養方法の提案に関する技法≫によって、鈴木さんらしい生活を支えるための必須アイテムになったのです。

引用・参考文献

1) 日本呼吸ケアリハビリテーション学会呼吸リハビリテーション委員会編. 呼吸リハビリテーションマニュアル：患者教育の考え方と実践. 照林社, 2007, 92.
2) 国立健康・栄養研究所. 改訂版：身体活動のメッツ（METs）表. 2012.

第 8 章

治療の選択を迫られているがん患者

患者紹介 山本さん（仮名） **55歳 女性**

夫と次女との3人暮らし。3年前に子宮頸がんⅡb期にて手術を受けたが試験開腹となり、化学療法と放射線療法併用で治療を受けた。その後、リンパ節腫大化が認められて化学療法を受けたが、食欲低下、両大腿部浮腫、疼痛のため緊急入院となった。現在は症状が落ち着いたため、来週には退院できると考えている。

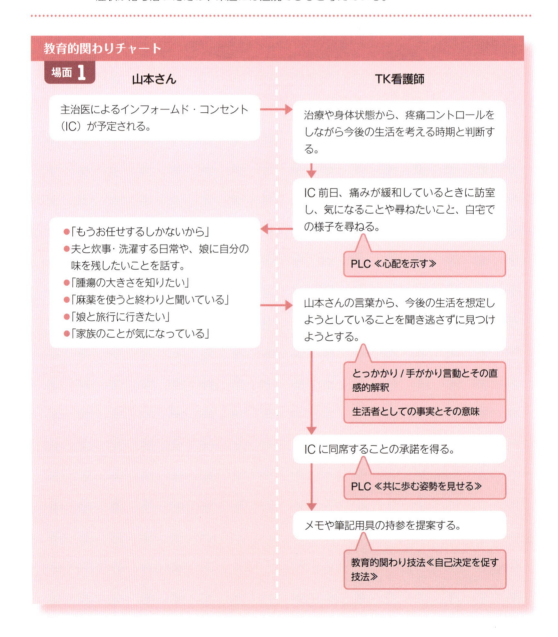

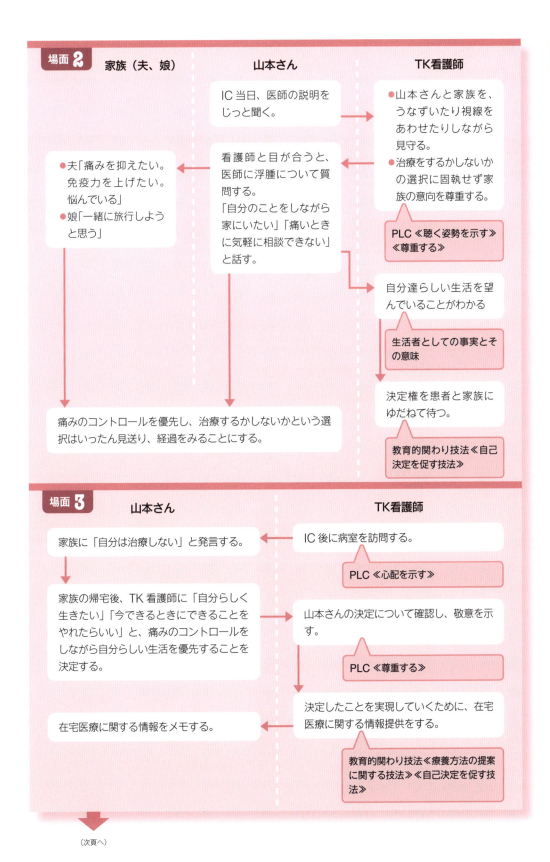

> **山本さんの変化**
> - これまではがんの積極的治療を受け入れてきたが、今後は疼痛コントロールを優先し、家族とともに自分らしく過ごすという方向性を見出した。
> - 「お任せするしかない」と話していた治療について、「自分は治療をしない」という選択に転換した。

● はじめに

　がんの治療には目的別に、根治治療、保存的治療、症状緩和治療があり、がんの進行の程度などにより異なっています。積極的治療から緩和ケアを中心とした生活へ軌道修正する時期は、治療の継続について問われ、選択はがん患者と家族にゆだねられることになります。

　看護師は、療養生活を支援する専門的な立場から、今後の生活に向けて患者と家族の意思決定を支援し、患者や家族の困っていることや質問に対して適切な情報を提供していく重要な役割を担っています。

　治療の選択を迫られているがん患者と家族のよりよい意思決定と生活をどのように支援していけばよいか、インフォームド・コンセント（Informed Consent：IC）の過程をたどりながら、教育的関わりモデルを通して具体的にみていきましょう。

● 事例｜がん治療への対応が生活の中心になっている山本さん

　山本さんは55歳の女性で、夫と次女との3人暮らしです。3年前に子宮頸がんⅡb期の診断を受け、手術をしました。しかし、腫瘍が浸潤していたため試験開腹となり、化学療法と放射線療法を併用した治療を受けました。その後、左傍大動脈から下大静脈にかけてのリンパ節の腫大のため化学療法が行われましたが、腰痛と下腹部痛が徐々に増悪し、オピオイドによる疼痛コントロールも開始されました。化学療法を終了した時点で倦怠感が強くなり、食欲低下と両大腿部の浮腫、さらに疼痛が増大したため、緊急入院となりました。

　入院時に医師から、腸管に明らかな閉塞はないこと、がんが神経を圧迫し痛みが強くなっていること、浮腫は腎機能低下によるもので腎

瘻を作る可能性もあると説明されました。両大腿部の浮腫は続いていましたが、入院数日後から経口摂取できる状態になったため、山本さんは一安心し、来週には退院できると考えていました。

● 山本さんへの教育的関わり

場面 1 ICに向けて準備する

入院後、フェンタニル経皮吸収型製剤（デュロテップ®パッチ）の貼付とレスキュー・ドーズの使用で少しずつ痛みが軽減し、主治医によるICが予定されました。TK看護師は、化学療法の終了やリンパ節の腫大化から、山本さんが症状コントロールをしながら今後のことを考えていく時期にあり、ICに向けて準備をしていく必要があると考えました。

IC前日に、TK看護師は痛みが緩和している時間帯を選び、山本さんの部屋を訪れました。「どうですか？」と山本さんの体調を気にかけながら、「明日、主治医の先生からお話があると聞いていますけど。気になって伺いました」と切り出しました。山本さんは、「うん、そう。どうなんでしょうね。入院の時にいろいろと言われたから」と入院時に説明された痛みの原因や腎瘻について話をしてくれました。TK看護師が「今度はどんなお話でしょうね」と言うと、山本さんは「どんな話をするんだろうね。CTの結果はこうですとか、検査の結果は……とか、そういうことを言って終わりかな。もうお任せするしかないから」と話しました。

TK看護師は、山本さんが気になることを医師に伝えてほしいと願いながら、気になる日常の生活について「ご自宅にいらっしゃるときはどんなふうに過ごされているんですか」と尋ねました。山本さんは、「夫と洗濯したり、ごはんを作ったり。この前、娘が料理を作ってたけど、しょうゆの匂いがしてきたの。この料理にしょうゆは合わないと思って、結局、私が作り直したの。娘は怒っていたけど、ちょっとでも私の味を残してあげたいと思って」と話しました。TK看護師は、「夫と洗濯したり」や「私の味を残して」という言葉に山本さんの望む過ごし方があるのではと思い、「ご家族と一緒に過ごされる時間を大切にしていらっしゃるんですね」と言いました。山本さ

第2部 事例編

第8章 治療の選択を迫られているがん患者

ここがプロ！

看護師のICでの同席は日常的に行われるようになりました。看護師の役割は患者と家族の意思決定を支えることです。日頃から、患者と家族が治療や検査あるいは将来のことをどのように考えているかを理解し、ICに向けて準備していくことが大切です。

ここが落とし穴！

「お医者さんに任せているから」という言葉はよく耳にします。しかし、「任せる」からといって、聞きたいことや知りたいことがないということではありません。患者と家族が任せているという信頼に応えていくことが必要です。

ここがプロ！

TK看護師は、患者と家族のこだわりや見過ごすことができない事柄を日常生活の中から見出そうとしています。患者がなぜそのように話したのかを今の患者の状態と結びつけながら考え、患者の思いに近づこうとします。

139

んは「そうね」と笑顔で応じました。その後、「これまでも医師から
いろんなお話をお聞きになっていると思いますが、特に気になること
や尋ねたいことはありますか？」とゆっくりとした口調で聞きまし
た。山本さんは、「腫瘍の大きさがどうなっているのかを知りたい。
がんの友達から麻薬を使うと終わりって言われて、私も使っているも
んね。娘が旅行に行こうって言うし。家族のことも気になるし」と話
しました。

TK看護師は、「私の味を残して」という言葉や、「腫瘍の大きさを
知りたい」あるいは「麻薬を使うと終わり」という言葉から、山本さ
んが予後を含めた自分の身体のことだけでなく、家族を大切に思って
気にかけているのだと考えました。そしてTK看護師は、「面談の際
に、私も一緒に座らせてください」と話し、山本さんから了承を得ま
した。最後にTK看護師は、「主治医に聞きたいことなどがあったら、
簡条書きでもメモされているといいですね。メモ用紙とか鉛筆とかも
持っていかれるといいかもしれません」と提案しました。

> ### ここが **プロ！**
> TK看護師はメモなどの持参をさりげなく提案しました。メモすることによって聞きたいことや知りたいことを整理できるメリットがあります。しかし、強制はせず、患者と家族による選択を尊重しています。

TKモデルを用いた解説

山本さんは、これまでは症状の変化に対応していくことが精一杯
で、これからどうするかということを考えるゆとりがありませんでし
た。しかしTK看護師は、山本さんの症状や治療状態から今後の
生活を考える重要な時期にあると判断し、ICの場で尋ねたいこと
などを率直に尋ねられるか気になりました。TK看護師は、そのよ
うな気持ちを伝えるように、山本さんに話しかけています❶。

TK看護師は、山本さんがICで聞きたいことはなんですかと問う
一方で、日常生活の過ごし方を尋ねています。何気ない日常生活の
話は、山本さんが何でも話していいという雰囲気づくりに役立って
います❷。またTK看護師は、山本さんの言葉から、夫との生活を
大切にしたいこと、家族へ残したいことがあること、そして今後の
生活を想定しようとしていることを聞き逃さずに見つけようとして
います❸❹。

最後にTK看護師は、ICに自分も同席することを話すことで、そ
ばにいるというメッセージを伝えたり❺、メモ帳や鉛筆という筆記
用具の持参を提案したりしていました❻。

❶【PLC】≪心配を示す≫

❷【PLC】
❸【とっかかり／手がかり言動とその直感的解釈】
❹【生活者としての事実とその意味】
❺【PLC】≪共に歩む姿勢を見せる≫
❻【教育的関わり技法】≪自己決定を促す技法≫＜必要な情報を整理する手段を提案する＞

場面 2 ICの場を共有し今後の方向性を見出す

TK看護師は、ICが行われる部屋でどこに座ればよいかを考えながら、椅子や机の準備に取りかかりました。患者の近くで表情が見え、医師の話が聞ける場所がいいと考え、また自分の身体の向きを変えやすい丸椅子を用意しました。

医師は、CT画像や検査結果を示しながら、現在の状態と今後の治療方法について次のように説明しました。「大動脈近くにある腫瘍が大きくなっています。最初の手術以降、放射線療法や化学療法で治療をしてきました。治療経過をみると、十分な効果がなかったことが考えられます。婦人科に関する標準治療として準備している治療はすべて行ったと思っています。今後は、①治療をやめる、②内服の抗がん剤を続ける、の2つの選択があります。抗がん剤を続けた場合、進行を抑えることができるかもしれませんが、副作用の影響でさらに悪くなる可能性もあります。いずれの方法を選択しても、いずれ……ということはありえますが……。」山本さんと家族は、じっと検査結果を見ながら医師の話を聞いていました。

> **ここがプロ！**
> TK看護師は患者と家族をいつも見守ることができるように丸椅子を選択しました。どの椅子でもいいということではなく、ICという場の環境を整えることも大切です。

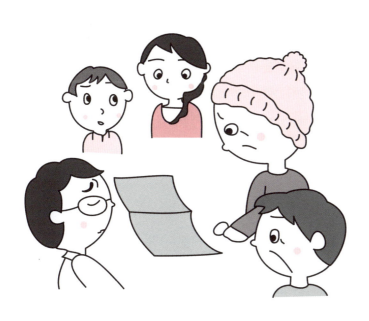

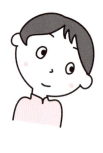
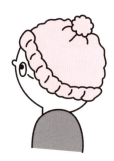

　TK看護師は「大丈夫かな」と思いながら時々身体の向きを変え、山本さんや家族の表情を少し首をかしげながら見ていました。山本さんはTK看護師と目が合うと医師のほうに視線を戻し、「浮腫はどうなりますか？」と尋ねました。医師からは「腎機能障害によるものと思います。水腎症が両方に認められたら腎瘻が必要になるかもしれません。食事ができなくなったら点滴やお腹に管を入れることが必要になるかもしれませんが、このような処置をするかしないかは患者さんが決めることで、今のようにはっきり自分の意思が伝えられる時期に考えておくほうがいいでしょう」と、説明がありました。山本さんの質問に続いて、夫も「痛みを抑えることが一番だと思っています。治療をすると体力が低下するから、治療をせずに免疫力を上げることが必要だと思っていますが、悩んでいます。家で痛い痛いと言わなくていいようになればいいんですが。ここ最近は食事の量が減ってきました」と話しました。山本さんは「自分のことをしながら家に居たいけど、痛いときに気軽に相談できない、電話してよいのか迷って遠慮してしまいます」と言い、娘は「これからお母さんと一緒に旅行しようと思っています」と話しました。

　治療をするかしないかという選択が問われる中で、TK看護師はうなずきながら話を聞いていました。そして、痛みについての夫の話から妻の体調を第一に気づかっていること、山本さんの浮腫についての質問や家に居たいという発言から今後の治療や生活では悩んでいること、また娘は母親のためにできることをしようとしているなど、全員が先のことを思っていることがわかりました。医師からの説明と話し合いの結果から、今回のICでは、痛みのコントロールを優先し、治

> **ここがプロ！**
> TK看護師は、治療をするかしないかという選択よりも、患者と家族が話すことを優先し、同席しています。ICでは医師からの説明もありますが、患者と家族が自ら意志決定をしていく場です。医療への参加においては、患者と家族の発言が大事です。

> **ここがプロ！**
> TK看護師は、患者と家族の発言を逃さず、今後の生活につながる考え方としてキャッチしています。

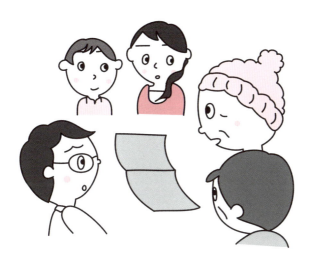

療をするかしないかという選択はいったん見送り、経過をみることになりました。

> **TKモデルを用いた解説**
>
> 　医師の説明が進む中で、TK看護師は、何か糸口が見えるかもしれないと山本さんと目を合わせ、山本さんが話を切り出すのを待っていました❶。山本さんと家族の話から、迷いや困惑とともに自分達らしい生活をしたいという考え方がみえてきました❷。
>
> 　TK看護師は、山本さんと家族の意向を常に尊重し❸、医師から示された治療をするかしないかの選択に固執しませんでした❹。山本さんと家族の話には、今後の生活を見出そうとする方向性があり、疼痛コントロールが優先される結論になりました。
>
> 　ICという場で、TK看護師の発言はほとんどありませんでしたが、うなずいたり視線を合わせたりするという態度がありました。これは、TK看護師の持つ雰囲気❺ががん患者と家族の支援に役立っていたと言えます。

❶【PLC】≪聴く姿勢を示す≫
❷【生活者としての事実とその意味】
❸【PLC】≪尊重する≫
❹【教育的関わり技法】≪自己決定を促す技法≫
❺【PLC】

ここがプロ！
医師からの説明が終わればICは終わったと誤解され、IC後に確認することはあまり行われていませんが、TK看護師は決定したことを確認し、その後の経過をみるために訪室しています。確認することは、患者と家族の意向を尊重し、選択の適切性を保証することにつながります。

場面3 ICにて決定したことを確認し継続的に支援する

　<u>TK看護師はIC後の様子を心配して病室を訪れる</u>と、山本さんと家族が集まっていました。山本さんは家族に向かって「自分は治療をしない」と言い、腫瘍が大きくなってきたこともわかったのであとどれくらい生きられるのかが知りたいと話していました。また、これま

での放射線療法や化学療法などを思い出して「受けなければよかった」と後悔の気持ちも表していました。TK看護師はその言葉を受け止めるとともに、一歩先の生活に向けて進もうという山本さんの姿勢と治療をしないという意思に敬意を払いながら、「疼痛コントロールを優先するということが決まりましたね」と、改めて意思を確かめました。

　家族が帰った後、山本さんは「娘達には負担をかけたくない。娘達はそう思わないかもしれないが、自分らしく生きたい。娘はとにかく旅行に行こうって言ってくれる。みんなと一緒に、今できるときにできることをやれたらいいですね」と話していました。TK看護師はその言葉から、病気や疼痛については理解できましたが、今後の闘病生活については山本さんの思いを具体化させていくための支援が必要だと考えました。

　TK看護師は、山本さんの「自分らしく」や「できるときに」、あるいはIC時の「気軽に相談できない」という言葉から、今後の闘病生活に役立つ情報を具体的に提供したほうがいいと考えました。そこで、「山本さんご自身の生活をサポートしていくことが大切ですね」と切り出し、病院の相談窓口や在宅医療あるいは訪問看護などを活用できることを話しました。山本さんは、「たくさんあるんですね」と驚いた表情を示しながら、床頭台の引き出しから鉛筆とメモ用紙を取り出して書きとっていました。

　その後、山本さんは「明るい末期患者として生きたい」と話し、試験外泊をしながら、病院か在宅かあるいは他の方法があるのかを見極めていくこととなりました。

> **ここが プロ！**
>
> ICが終っても患者と家族には闘病生活に向けた多くの課題があります。TK看護師は今後の闘病生活を現実的に想定しながら対応しようとしています。

TKモデルを用いた解説

　TK看護師は、IC後の様子を心配して病室を訪れています❶。また、山本さんの今後の生活に役立つ情報にはどのような特徴があるかを判断しながら、在宅医療などに関する情報を提供していました❷。これは、あくまでも複数の選択肢を提供することが目的であり、決定を迫るものではありません❸。TK看護師は、常に山本さんと家族が決定権を持つということを尊重し、決定したことに対して支援する姿勢を示していました❹。

❶【PLC】≪心配を示す≫

❷【教育的関わり技法】≪療養方法の提案に関する技法≫

❸【教育的関わり技法】≪自己決定を促す技法≫

❹【PLC】≪尊重する≫

このような支援は、患者と家族が今後の闘病生活を営む中で、自分たちの選択に自信をもたらしたり、新たな情報を得ていくことに役立つものと言えます。

●山本さんの変化

　山本さんは、これまでは化学療法による体調の不調から目の前のことに対応していくことが精一杯で、今後の生活を考えるゆとりはありませんでした。TK看護師は、今回のICの過程で、山本さんの目標をがんに対する積極的治療から、山本さんらしい生活の過ごし方へと転換できるように支えています。

　これまで、がんの積極的治療を受け入れてきた山本さんでしたが、ICの過程におけるTK看護師の教育的関わりを通して、疼痛コントロールを優先し、今後は、家族とともに自分らしく過ごすという方向性を見出していました。山本さんは、ICの過程をTK看護師とともにたどることによって、「もうお任せするしかないから」という姿勢から「自分は治療をしない」という変化を導き出しました。

第 9 章
つらそうなのにレスキューを使わないがん患者

患者紹介 荒井さん（仮名） **60歳代 男性**

元眼科医。中咽頭がんおよび頸部リンパ節転移のため、放射線治療と化学療法を受けたが効果が得られず、気管切開等の手術を受ける。嚥下困難のため胃瘻を造設する。痛みに対しフェンタニル経皮吸収型製剤を使用中である。「もともと痛みに強く、痛み止めは使わない」とレスキュー・ドーズ（以下、レスキュー）の要求はない。医療者とのコミュニケーション方法は筆談である。

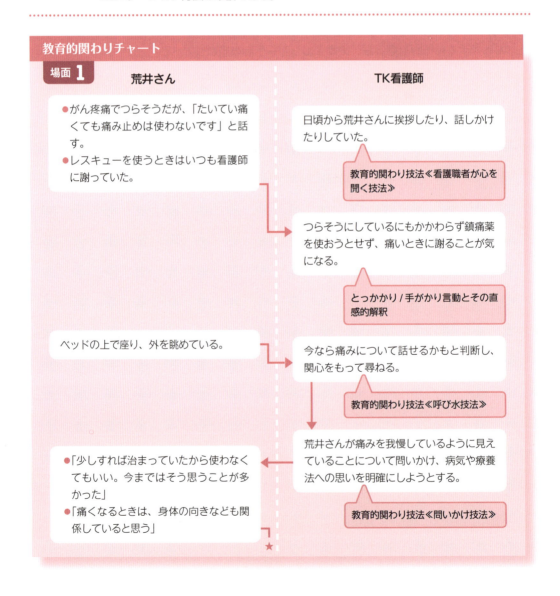

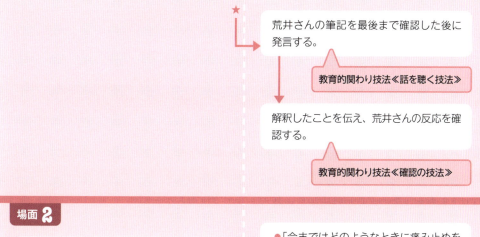

場面2

- 「レスキューを使える時間はわかっている。使わないように生活したい」
- 「趣味は映画やドライブ。車の運転が好きなのに危険だからと鍵を取り上げられた」
- 「息子の医者としての成長がうれしい」

- 「今まではどのようなときに痛み止めを使っていたのですか？」
- 「気分の良いときはどのようにして過ごされているのですか？」

教育的関わり技法≪問いかけ技法≫≪話を聴く技法≫

「(話を)聴いてくれてありがとう」

- 荒井さんの疼痛マネジメントの判断を尊重するとともに、生活や大切にしていることを理解する。
- 痛みによって好きなこと、やりたいことができないのがつらいことに気づく。

生活者としての事実とその意味

- 鎮痛薬に関する医学的判断を踏まえた荒井さんの経過を観察する。
- 荒井さんの生活や希望を踏まえて、本人と家族が疼痛マネジメントできるように関わる重要性を考える。

治療の看護仕立て

荒井さんの変化

- 看護師に自ら痛みの状況を伝え、退院後の疼痛マネジメントについて主治医や看護師と話し合うようになった。
- 胃瘻管理についても看護師に手助けを求め、他者に心を開き、支援を求めることができるようになった。

はじめに

　がん患者の多くが、痛みをつらい自覚症状として体験しています。痛みは身体だけではなく、心理的、社会的、スピリチュアルな面にも影響し、生活の質（QOL）を著しく低下させます。がん疼痛へのケアでは、患者自身が痛みをどのように受け止め、生活の中でどのように捉えているか、また対処方法をどのように考えているかなど、いわゆる患者の痛みの体験を理解し、患者とともにベストな疼痛マネジメントの方法を考え、その人らしい生活を送れるように支援することが大切になります。

　本事例では TK 看護師は、がん疼痛のある患者を「痛みがありつらそうにしているのに痛みを訴えてこない、鎮痛薬（レスキュー・ドーズ）を使おうとしない」と認識し、気になっていました。ある日、TK 看護師は患者の様子を見て、今なら対話が可能かもしれないと判断し、関心をもって尋ねました。TK 看護師は対話を通して、患者ががん疼痛そのものよりも、痛みによって自分のやりたいことができないつらさを体験していることに気づくことができました。その対話の一場面を看護の教育的関わりモデルを通して考えてみましょう。

事例｜疼痛マネジメントについて自分なりの考えを持つ荒井さん

　荒井さんは 60 歳代の男性で、妻とともに息子夫婦と 2 世帯住宅で暮らしていました。眼科医院の医師でしたが、現在は医院を息子に譲っています。中咽頭がん・頸部リンパ節転移のため放射線療法と化学療法を受けましたが、治療効果が得られず気管切開術、根治的頸部郭清術、上顎骨皮膚舌咽合併切除、肩甲骨付広背筋皮弁による再建術が行われました。術後は嚥下困難のため経口摂取が困難であり、誤嚥性肺炎の予防のため胃瘻を造設しました。主治医より息子にのみ「腫瘍は完全に取り除くことはできず、腫瘍が血管を巻き込んでいる」と伝えられていました。

　荒井さんは残存する腫瘍のため頭痛や肩部痛があり、フェンタニル経皮吸収型製剤（デュロテップ®MT パッチ）4.2 mg を 3 日に 1 回（72 時間毎）で使用していました。痛みの強いとき（レスキュー）

は、モルヒネ塩酸塩坐剤（アンペック®坐剤）10 mg で対応する指示がありましたが、荒井さんから求められることが少なく、痛みでつらいときは横になって目を閉じている様子がうかがえました。医療者とのコミュニケーション方法は筆談でした。

　胃瘻の管理ができるようになったら退院することが決まっています。荒井さんは胃瘻管理について「自分でできるから大丈夫です。自分で良いようにやってますから」と話していました。

●荒井さんへの教育的関わり

場面 1 疼痛コントロールの思いの表出を促す

　TK 看護師は、荒井さんががん疼痛のためにつらそうにしているにもかかわらず、「だいたい自分で今どんな感じかわかります」「たいてい痛くても痛み止めは使わないです」と話したり、レスキューを使うときにいつも謝ったりすることが気になっていました。荒井さんは医学的知識があり、自分なりの解決法や判断があるに違いないと考えていましたが、把握できないでいました。そこで、廊下ですれ違って挨拶するときや訪室する際には、今話しかけても大丈夫かどうかの雰囲気を感じ取り、対話のチャンスをうかがっていました。また、筆談によるコミュニケーションでは筆記に時間がかかることから、荒井さんの伝えたいことが途中でおおよそ理解できたとしても、筆記が終わるまで待って話しかけることを心がけました。

> **ここがプロ！**
> じっくり対話することが必要なときは、思いつきではなく、患者の状況を普段から把握して機会を探り、ここぞというときを逃さないことが大切です。
> 鎮痛薬の作用時間を踏まえて、患者の様子をカーテン越しに観察したり、たびたび顔を出したり、廊下ですれ違うときに挨拶をしたりするなど、小さな行動の積み重ねが疼痛コントロールのケアにつながります。

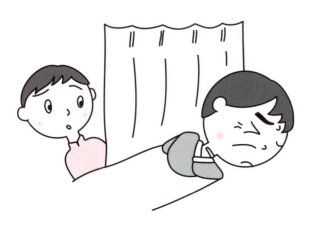

そんなある日、TK看護師は鎮痛薬の与薬で訪室した際、ベッド上であぐらをかき外を眺めている荒井さんの姿を見ました。痛みがあるようには見受けられず、また筆談時はあぐらになることから、今なら話せるかもと感じました。そこで「今、お話できますか？」と確認した後、「痛みが強いときに座薬を使えていますか？　私にはとても我慢しているように思われるのですが」とTK看護師自身の思いを伝えながら問いかけました。すると、「もともと私は痛みには強いので、あんまり使おうと思わないです。大丈夫だと思うんで」という返答でした。

TK看護師は荒井さんの反応に、やはりそうかと思いました。しかし、痛いということに変わりないはずで、荒井さんの言う「大丈夫」という意味は何だろう、療養上の困難事があるのではないか、それらを理解したいと考えました。そこで、「でも、痛みに強くても痛いということなんですよね。我慢できる痛みと我慢できない痛み、その痛み方で大丈夫とか無理とかという、荒井さんの中での判断があるのですか？」と問いかけました。荒井さんは、「もともと少しすれば治まっていたから、治まると思えば別に使わなくてもいいかなーと思うんです。今まではそう思うことが多かった。だから我慢していた」と自分の考えを語ってくれました。TK看護師は、荒井さんが表現している「大丈夫」には、少しすれば治まるという意味合いと、治まるのなら薬は使わなくてもよい、という荒井さんなりの考えと対処法があると把握することができました。

また、TK看護師は「今までは……」という発言について、「今まで」と「今」は変わっているということなのか、本当は何とかしたいと思っているのではと疑問に思いました。そこで、「その痛みを何とかしたいと思ったことはないですか？　いつもあまり話されないので気になっているんです」と尋ねてみました。荒井さんは「一度、痛くなると間欠的に起こる。時に動けなくなるほどに痛くなることがある。でも、だいたい20〜30分で治まっていたから、それまでは待てばいい。痛くなるときって、体の向きやそのときにしていたことにも関係があると思う」と話しました。

> **ここがプロ！**
> 患者の一言一言にアンテナを張り、さらに掘り下げて語ってもらうような対応をしています。

> **ここがプロ！**
> 「今までは……」という言葉に着目して、今と変わっていることかと思い、さらに探索する技法を使っています。

TK モデルを用いた解説

　TK 看護師と荒井さんとの対話は、一場面でのことです。TK モデルはこのように一場面毎に患者との対話の中で活用することができます。

　まず TK 看護師は、荒井さんが痛みがありつらそうにしているにもかかわらずなぜ鎮痛薬を使おうとしないのか、また痛いときにどうしていつも謝るのかが気にかかり、意図的にじっくり対話するチャンスを探っています❶。そして鎮痛薬の与薬で訪室した際、ベッド上で座り外を眺めている姿から、今なら痛みについて話せるかもと判断し対話を始めています。

　【教育的関わり技法】はあらゆるケアの場面で活用できます。例えば、本事例で TK 看護師は日頃から、廊下ですれ違った際に挨拶したり❷、筆談時に患者が書き終わるまで待って話しかけたりすることを心がけています❸。また、今なら話せると判断した際は一方的に対話を始めるのではなく、「今、お話できますか」と確認してから、対話する基盤作りをしています❹。

　さらに、荒井さんの表現されていない思いや感情の表出を促すために、「痛みが強いときに座薬を使えていますか？　私には、とても我慢しているように思われるのですが」と問いかけ、明確にしようとしています❺。後に看護師は、この発言について「とても勇気が必要でした」と感想を述べています。勇気を必要とした背景には、「その後の患者さんの反応に対応できる自信のなさがあった」と話していました。

　TK 看護師はこの発言をきっかけに、「大丈夫」と言う荒井さんに対して病気や療養法の認識を問いかけています❻。さらに、「でも、痛みに強くても痛いということなんですよね。我慢できる痛みと我慢できない痛み、その痛み方で大丈夫とか無理とかという、荒井さんの中での判断があるのですか？」と、荒井さんが表現していない思いについて TK 看護師の解釈を伝えることによって、患者の認識や判断の基となる背景をキャッチしています❼。

---

❶【とっかかり／手がかり言動とその直感的解釈】

❷【教育的関わり技法】≪看護職者が心を開く技法≫

❸【教育的関わり技法】≪話を聴く技法≫

❹【教育的関わり技法】≪呼び水技法≫＜看護職者が関心をもって尋ねる＞

❺【教育的関わり技法】≪確認の技法≫＜対象者の表現されていない感情や思いについて看護職者が解釈したことを伝える＞

ここが 落とし穴！

医師から腫瘍を完全に取り除くことができなかったことを説明されていない場合、疼痛コントロール状況を尋ねることで、逆に質問されたらどうしよう、深刻な状況になったらどうしようと身構えて、避けてしまいがちです。今後たどる経過を踏まえ、痛みのコントロールや退院後の生活についての感情や考えが表現されるまで対話をすることが大切でしょう。

❻【教育的関わり技法】≪問いかけ技法≫

❼【教育的関わり技法】≪確認の技法≫＜対象者の表現されていない感情や思いについて看護職者が解釈したことを伝える＞

場面 2　荒井さんのこだわりや大切にしていることを探る

　荒井さん自身の痛みのマネジメントについて、痛みの程度と鎮痛薬を使うタイミングを理解するために、「今まではどのようなときに痛み止めを使っていたのですか？」と尋ねました。荒井さんは「痛みが強くなるなと予感したときに、たまたま看護師さんが来てくれたり、看護師さんから『使いますか？』と聞かれたときに痛かったりしたらですかね」「レスキューはいつ使ったから次に使える時間はというのはわかっている。レスキューを使わないように生活したい。使う回数が自分の基準にもなっている」と語りました。

　TK 看護師は、荒井さんが「痛みを耐えられるぐらいか否か」の範囲で捉え、我慢できなくなったときにレスキューを使えばよいと考えていることを聴き、荒井さんにとって痛みの占める割合はそれほど大きくないのではないかと考えました。そこで、現在の荒井さんの疼痛マネジメントの判断を尊重し、今後も継続的に荒井さんの様子を観察することとして、痛みの話題からいったん離れることにしました。

　荒井さん自身の生活や大切にしていることを知りたいと思い、「気分の良いときはどのようにして過ごされているのですか？」と 1 日の過ごし方を尋ねました。すると荒井さんは、映画やドライブが趣味であることを筆談し始めました。「番組表を見てね、でも BS 放送なんだよな。病院じゃ見られなくて残念」「車の運転は危険だからと息子から鍵を取り上げられたよ。退院したら息子の運転で山へ行きたい。息子に医院を譲ったが、まだまだだね、医者としては。一人前になるのが楽しみだよ」と筆談で語ってくれました。対話の最後には

> **ここがプロ！**
> がん疼痛のある患者へのケアでは、症状マネジメントを行う力をアセスメントし、患者とともにマネジメントの方法を考えていくことが大切です。
> 「今まではどのように……」、また「気分の良いときは……」と考えや生活を尋ね、じっくりと患者の筆談を聴いています。これにより、患者にとっての疼痛の意味や、生活の中でどのように疼痛を捉えているのか、これまでの対処方法などの患者の体験を理解することが可能となります。

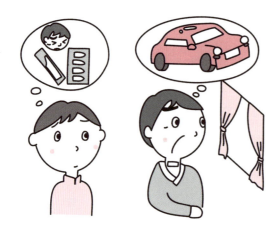

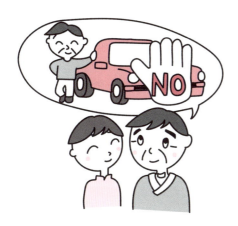

「聴いてくれてありがとう。退院してからも好きなことができるように痛みのことを話していくことにするよ」と語り、家族や車のことに思いを馳せる荒井さんは、穏やかな笑顔でした。

TK看護師は、荒井さんの困難事は、痛みがありつらそうにしているにもかかわらず鎮痛薬を求めてこないことと考えていました。しかし荒井さんにとっては、痛みがあることによって自分の好きなこと・やりたいことができないことが困難事であることが理解できました。そして、痛みを表現しないことはTK看護師自身の困難事であったことに気づかされました。

TKモデルを用いた解説

荒井さんのように医師から腫瘍を完全に取り除くことができなかったことを説明されていない場合、看護師は本人がどこまで理解しているのかという思いが先行しがちです。TK看護師は、がん疼痛を尋ねることで逆に質問されたらどうしよう、深刻な状況になったらどうしようと身構えていたと、自分自身の対応を振り返っていました。

TK看護師はさまざまな【教育的関わり技法】を用いています❶❷。そのことによって、【治療の看護仕立て】や【生活者としての事実とその意味】のわかち合いにつながります。この事例における【治療の看護仕立て】を行うには、定時与薬のデュロテップ®MTパッチの効果発現時間、最大効果発現時間、標準使用間隔を踏まえ、どの時間帯が調子良さそうかを判断し、カーテン越しに様子を観察したり、痛みが緩和されていないときに患者の様子を探ることが必要となります。また、疼痛は主観的なものであるため、

❶【教育的関わり技法】≪問いかけ技法≫≪話を聴く技法≫≪確認の技法≫
❷【教育的関わり技法】≪療養方法の提案に関する技法≫＜専門職としての意見を添える＞

適切な鎮痛薬と用量を決定するには、医療者の判定だけでは不十分です。患者と家族が疼痛マネジメントに参画できるように教育的関わりが非常に重要となります。そのために、患者の鎮痛薬に対する知識、オピオイド系鎮痛薬に対する思い、例えば使用をためらっているか否か、在宅ではどのような生活を送りたいかなどを共有します❸。患者の希望を踏まえ、「どのような薬をどのような時間・量・方法で使用するか、使用する鎮痛薬の効果を最大に、副作用を最小にするケア」[1] が大切になります。

❸【生活者としての事実とその意味】

● 荒井さんの変化

TK看護師は鎮痛薬の作用時間を考えながら荒井さんの様子をのぞいたり、映画や車などを話題にした日常会話を心がけたりしたところ、荒井さん自身から痛みの状況をTK看護師に教えてくれるようになりました。そして、退院後の疼痛マネジメントについて主治医や看護師と話し合うようになりました。

今後、荒井さんはがんの進行、疼痛の増強により、自分でできないことが増えていくと予想されます。以前は自分だけで処理していた胃瘻管理についても、「一緒にやってくれる？」と看護師に声をかけるようになりました。高い職業的自律性をもつ荒井さんが、他者に心を開き、支援を求めることができるようになったのです。

がん疼痛のある患者への対応では、病態と症状、今後どのような経過をたどるかの予測が必要です。そのうえで、疼痛が患者にとってどのような意味を持つのか、生活の中でどのように捉えているのか、これまでどう対処してきたかなど、患者が疼痛の体験や退院後の生活についての感情や考えを表現できるまで対話をすることが大切です。

引用・参考文献

1) 高橋美賀子ほか編著. ナースによるナースのためのがん患者のペインマネジメント. 日本看護協会出版会, 2009, 41.

ナースコールを繰り返す ALS 患者

患者紹介 田中さん（仮名） **68歳 男性**

妻と娘との3人暮らしで、58歳で筋萎縮性側索硬化症（ALS）を発症した。気管切開後で、夜間のみ人工呼吸器を使用し、吸引や人工呼吸器の管理は妻が行っている。コミュニケーションツールは主に文字盤を使用していた。今回、敗血症のため ICU に入院し、終日人工呼吸器が必要になったが、文字盤が使えず、ナースコールを繰り返している。

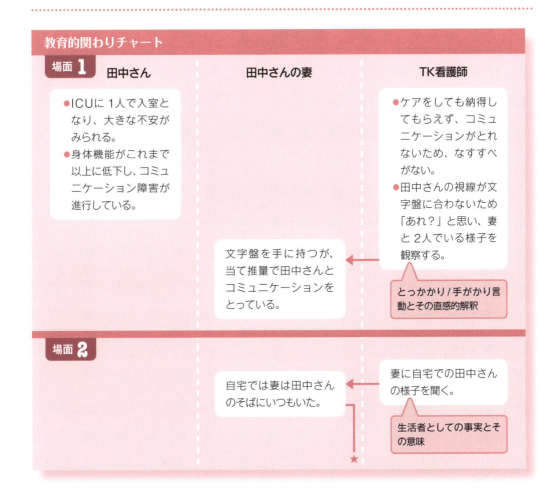

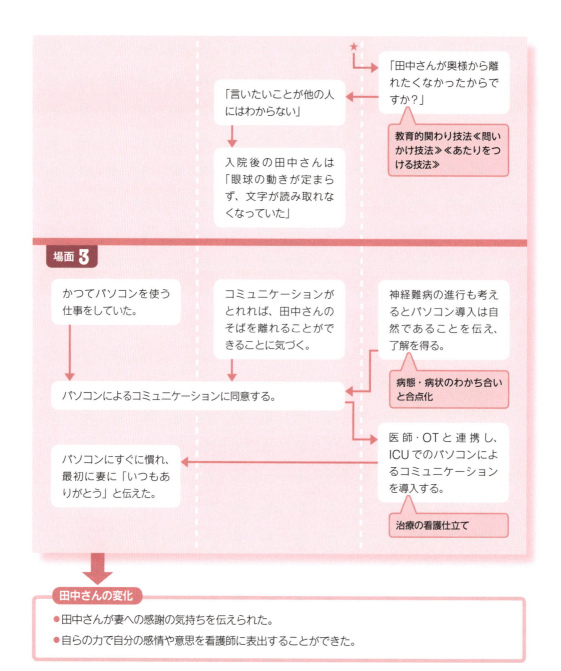

●はじめに

　筋萎縮性側索硬化症（amyotrophic lateral sclerosis：ALS）患者のコミュニケーションツールとして、透明文字盤や口文字（患者が「あいうえお」の口の形を作り、そこから介護者が10音を読み上げる方法）、そしてパソコンやタブレット型PCによる意思伝達装置（伝の

心®、レッツチャット®）が一般的です。神経内科病棟や難病専門病院の看護師にとっては、コミュニケーションツールを使いこなしたり、病状の進行に合わせてコミュニケーションツールの導入を患者家族に勧めたりするのは、標準看護といってよいでしょう。

　しかしここで紹介するのは、生命の危機状態にある人の基本的なニーズに迅速に応えることが第一優先となっている ICU 病棟の看護師の活動です。患者は入院時よりナースコールを鳴らし続ける状態でした。これを不穏やせん妄、あるいは ALS 患者だからと捉えるのではなく、患者の訴えが伝わらない状態であると判断して、コミュニケーションの確立を第一優先として患者家族に働きかけた事例です。

●事例 ｜ コミュニケーションがとれずナースコールを繰り返す田中さん

　田中さんは、膀胱炎からセラチア菌感染の敗血症となり ICU に入院となった、ALS で在宅療養中の 68 歳男性です。57 歳のときに慢性腎不全で妻から生体腎移植を受け、命をもらったと受け止めていました。翌年、58 歳で ALS を発症し、徐々に進行して気管切開を行い、入院前は夜間のみ人工呼吸器を使用していました。妻と娘の 3 人暮らしで、介護保険は利用していましたが、吸引や人工呼吸器の管理などは妻が行っていました。在宅でのコミュニケーションは主に文字盤を使用していたと妻から情報を得ています。

　ICU 入室後は終日人工呼吸器が必要になりました。当初よりナースコールが多く、吸引や体位変換、身体の位置の微調整などの訴えと思われましたが、ケアをしてもなかなか納得してもらえませんでした。文字盤で訴えを聞こうと顔の前に文字盤をかざしても、田中さんの視線は文字を特定することがなく、コールで呼ばれても TK 看護師はなすすべがありませんでした。

●田中さんへの教育的関わり

場面 1 ICUにおける田中さんの困り事を正しく捉える方策を探す

　田中さんは、妻から生体腎移植を受けた翌年、ALS という難治性かつ進行性の疾患に罹患しました。発症から 10 年が過ぎ、胃瘻造設や

気管切開を行い、在宅診療の医師や看護師、訪問介護員など、常に誰かに見守られて在宅療養をしていました。

そのような環境からモニター類だけが見守るICUに1人で入室となり、大きな不安がある様子でした。田中さんには過去に入院経験がありましたが、身体機能はそのときよりも低下し、何よりコミュニケーション障害が進行していました。田中さんの状態についてTK看護師は、看護師による痰吸引が妻とは違って、安全を重視した画一的な方法だと感じていることや、また妻や訪問介護員の行う方法をうまく説明できないもどかしさからイライラ感や不安が大きくなっているのではないかと予想しました。

TK看護師は田中さんと早急にコミュニケーションの確立を図る必要がありました。訪問介護員からの申し送り状にはコミュニケーション方法として文字盤と書かれていました。通常は文字盤を使う人が指示したい文字に視線を一点集中し、読み取る側が確認した後に次の文字に視線を集中することで意思を伝達します。しかし、田中さんには文字盤を前にしてもそのような目の動きがみられず視線の振れ幅も広いことから、文字盤に不慣れな感じがしました。TK看護師は「あれ？」と思い、妻と患者が2人でいるところを観察しました。すると妻は文字盤を手に持ってはいるものの、田中さんがYes／Noで答えているのではなく、妻の当て推量で判断しているように見えました。そこでTK看護師は田中さんの妻に話を聞くことにしました。

ここが 落とし穴!
ナースコールを頻繁に押し続ける患者を「不穏状態」や「不安が強い」と捉えて実態を把握しない状態が続くと、「わがままな人」と認識してしまいます。

ここが プロ!
患者の反応を、環境や身体機能の変化、コミュニケーション障害の進行という幅広い視点で捉え、看護師側の困り事としてではなく、生活者としての患者の困り事として理解しようとしています。

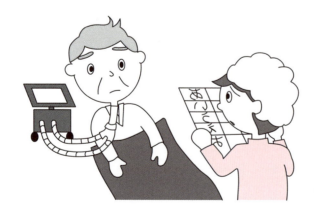

TKモデルを用いた解説

　事例のTK看護師は文字盤に慣れていません。新人のころに一度、患者家族に教えてもらった程度ですが、それでもその時の患者とは違って視線が定まらず不慣れな感じがしました。一方、田中さんは眼球運動が侵されるほど病状は進行していません。そして妻と患者が2人でいるところを観察し、2人の会話が文字盤を通してではなく妻の当て推量によって行われているのではないかと推測し、妻に直接そのことを聞くことを決めています❶。

❶【とっかかり／手がかり言動とその直感的解釈】

場面 2 **生活者としての田中さんを妻との関わりを通して知る**

　妻にはまず自宅での田中さんの様子を聞きました。すると、リハビリテーションや入浴などは訪問介護を毎日利用していましたが、妻は田中さんからほとんど離れられなかったと言いました。「離れなかったのは、田中さんが奥様から離れたくなかったからですか？」と尋ねると、「言いたいことが他の人にはわからないから」という返事でした。

　TK看護師が、夫婦間でどのようにコミュニケーションをとっているのか教えてほしいとお願いしたところ、「家では、お父さんが言いたいことはだいたいわかっているから」と答えました。言葉が聞き取れなくなった当初は、妻は文字盤を使って一つ一つ文字をつないで会話をしていました。しかし近頃は田中さんが言いたいことはだいたいわかるようになり、その表情からおおむねYESと判断して、「ああ、これね。これが言いたいのね」という感じで、妻が田中さんの訴えを代弁していたことがわかりました。

　しかし、「入院して、いざ文字盤を使おうとしても眼球の動きが定まらず、文字が読み取れなくなっていた」と話しました。「具合が悪いから疲れさせちゃいけない」と思って、文字盤を使わずに「お父さんこれが言いたいの？」と聞いても顔をしかめることが多く、妻も言いたいことがよくわからずにいたのです。そして妻は「主人が一番もどかしく思っているのではないかしら」と話しました。

ここが プロ !

患者の言いたいことがわからないという看護師側の困り事を最初に家族に話すのではなく、生活者としての患者を理解しようと、まず自宅での様子を聞いています。

TK モデルを用いた解説

TK 看護師は、まず妻に自宅での様子を聞きました❶❷。その結果、田中さんは、さまざまな人がケアに関わっていたにもかかわらず、妻がいつもそばにいることを望んでいたことがわかりました。また、「離れなかったのは、田中さんが奥様から離れたくなかったからですか？」と聞いたことから❸、「言いたいことが他の人にはわからない」ために、妻と田中さんだけに通用する方法でこれまでコミュニケーションをとってきたこともわかりました。

❶【生活者としての事実とその意味】
❷【教育的関わり技法】≪問いかけ技法≫

❸【教育的関わり技法】≪あたりをつける技法≫

場面 3 生活者としての田中さんを妻からの情報を生かして理解する

TK 看護師も、田中さんが一番困っているのではないかと思っていることを妻に伝え、思い切ってパソコンによるコミュニケーションを勧めてみました。すると、訪問看護師や訪問介護員は、田中さんと直接会話ができる口文字やパソコンなどの導入を検討してほしいと言っていたことがわかりました。しかし、妻は田中さんから片時も離れられないことに大きな不満はなかったので、要望は受け流していたのです。

このことから、介護者と田中さんが直接コミュニケーションをとれれば、妻はそばを離れられるということに気がつきました。また、田中さんが以前パソコンを使う仕事をしていたという情報も得られたので、TK 看護師は神経難病の進行のことも考えるとパソコン導入が自然であることを伝えて、妻の了解を得ました。さらに、田中さんの症状が回復期に向かっていることなどを判断したうえで、ICU でのパソコン導入訓練や作業療法士（OT）の導入訓練は前例がなかったものの、その必要性を医師に説明・提案し、導入が決定されました。

ここが プロ！

ICU では治療が第一優先で、パソコン操作の訓練は優先度が低いとして、導入に反対されることがあります。しかし現在の回復状況から考えて、コミュニケーション障害が身体的・心理的に悪影響を及ぼすことから、治療と同時に考える必要があると判断し、パソコン訓練の導入を提案しています。

ここが 落とし穴！

新しいコミュニケーションツールを導入することだけを考えて、患者や家族の能力や負担感などをアセスメントしないまま進めると、うまくいかない場合もあります。

TK モデルを用いた解説

TK 看護師は妻との会話を通して、田中さんが妻をそばに置いておきたい理由や、妻がそのことに対して大きな不満はなかったことを知りました❶。そこで妻と話し合い、神経難病の進行のことを考えるとパソコン導入が自然であることを伝えて、妻の了解を得まし

❶【生活者としての事実とその意味】

た❷。また、ICUでのパソコンの導入訓練は前例がないものの、田中さんが以前パソコンを使って仕事をしていたこと、進行性の疾患であるためにいつかは導入する必要があること、さらに訪問看護師や訪問介護員も新たなコミュニケーションツールの導入を要望していたこと、田中さんが徐々に回復期に向かっていることなどを判断したうえで、医師にもOT導入の必要性を説明できると考えて提案しています❸。

❷【病態・病状のわかち合いと合点化】

❸【治療の看護仕立て】

● 田中さんの変化

田中さんへのパソコンによるコミュニケーションの訓練は医師も了解し、医師からOTに依頼されました。指導開始当初、田中さんは困惑した表情を浮かべ、スイッチ操作でいらいらする様子も見られました。しかし、かつてパソコンを使う仕事をしていたということもあり、すぐに慣れて、入院20日目に最初に妻にパソコンで伝えたのは「いつもありがとう」でした。妻は田中さんからの感謝の言葉を聞き、涙を流していました。

その後、病状の回復も相まって自らの力で自分の感情や意志を看護師に表出し、妻が田中さんの意向を代弁してしまうこともなく、スムーズな退院の調整にもつなげられました。

ALS患者のコミュニケーション能力の低下は病気の進行と共にあり、病気の進行に患者自身や家族がついていけないことが多く、ツールの変更が後手に回ることも多いのが現状です。今回の事例では、

ここがプロ！

将来を見越した退院調整は入院時から始まるといわれていますが、患者や家族の考えや生活を反映したものでなければ意味がありません。患者の感情や意志が明確になるのを待って行った退院調整は実現可能でスムーズなものになります。

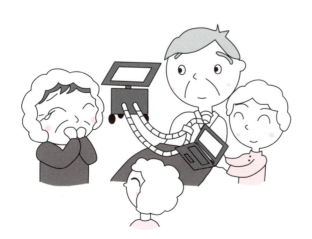

ICUという特殊な環境にもかかわらず患者にとってコミュニケーションをとることが第一優先であると判断し、妻に説明して協力を得ることができました。敗血症であるために患者の疲労や身体的な負荷を避けて患者とコミュニケーションをとることすら控える傾向がある中、医師に治療とともにパソコン導入の重要性を説明して、OTへの処方を書いてもらうなどの協力を得ていました。ICUにOTが入り訓練ができたことは、病状が不安定な中でも退院後の生活も見越した関わりです。また、田中さんが妻への感謝の気持ちを真っ先に伝えたことは、妻にとって、田中さんと共に生きていこうという強い決意につながるでしょう。

出血性胃潰瘍により緊急入院した患者

患者紹介 伊藤さん（仮名） **50歳代 男性**

胃潰瘍で勤務中に吐血し、ショック状態で救急搬送された。内視鏡下でクリッピング後、救命救急センターに入院となった。5日目に内科病棟へ転棟し、翌朝から流動食開始となったが、昼食の5分粥摂取後に再吐血し、意識消失となりICUに入室する。再度クリッピング実施後、内科病棟へ戻り、流動食、3分粥、5分粥と食上げし、3日後に退院予定である。パンフレットによる退院指導は実施済みであった。

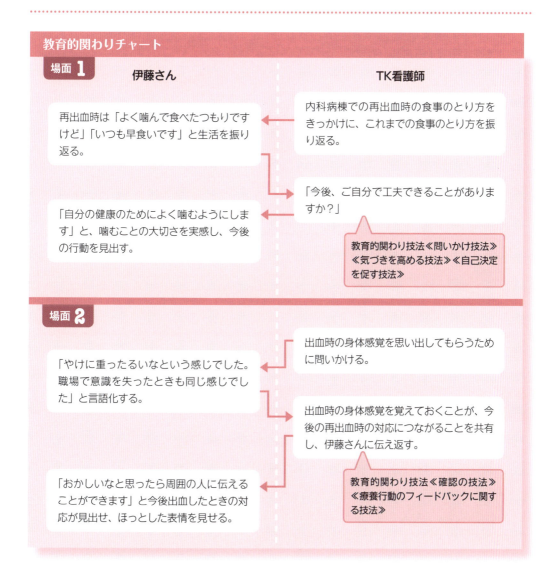

場面 3

「食事の後は平気かと思い、(PPI は) 内服していませんでした」と振り返る。

● 鎮痛薬と併用する PPI の意味を伊藤さんが理解しきれていなかったことがわかる。
● 鎮痛薬のみの内服が胃潰瘍発症につながったことに気づいてもらうように、病態と PPI の関連を伝える。

「自分で潰瘍をつくっていたようなものですね」と PPI と病態がつながる。

病態・病状のわかち合いと合点化

PPI が潰瘍治療薬へと変更になることから病態を理解し、PPI 内服を自分のこととして捉え、「確実に飲むようにします」と、ピルケースの活用を見出す。

PPI を内服できる方法を伊藤さん自身が考えるように働きかける。

教育的関わり技法≪自己決定を促す技法≫

「不明な点は相談する」と医療者が活用できる存在であることを実感する。

医療者が相談できる存在であることを伝える。

伊藤さんの変化

● あまり噛まないという自分の行動に気がつき、よく噛んで食事するという対処法を見出すことができた。
● 出血時の身体感覚を思い出し、もしものときの対応を見出すことができた。
● PPI の内服の意味を理解した。

● はじめに

　急性期病院では入院日数の短縮化と病床稼働の効率化から、目まぐるしく患者が入れ替わります。看護師は検査や治療がスムーズに行われるように支援を行いつつ、患者の背景を踏まえて、生活と病気の折り合いをつけることができるように支援を行っています。

　良性疾患の患者は、入院から退院までの短い期間に、退院後の生活を見すえた教育的な関わりが必要になりますが、がんなどの悪性疾患に比べ、パンフレットを用いた一般的な内容になりやすい現状があり

ます。

　本事例は、出血性胃潰瘍によりショック状態となって緊急入院し、入院中に再出血を起こした伊藤さんへの、退院後の生活を踏まえたセルフケア支援を、看護の教育的関わりモデルをもとに検討します。

●事例│出血性胃潰瘍を2回体験した退院直前の伊藤さん

　伊藤さんは出版社に勤務する50歳代の男性です。仕事中に気分が悪くなり、吐血しショック状態となり、救急車で搬送されました。医師が胃内視鏡を実施し出血源を探ると、胃角小弯部に深い潰瘍があり、2カ所でクリッピングの処置が行われました。伊藤さんは、そのまま救命救急センターに入院となりました。

　入院5日目、飲水およびトイレ歩行可となり、内科病棟に転棟になりました。転棟翌日の朝より一般流動食が開始され、昼食から5分粥（1/2量）が開始となりましたが、昼食後に意識が消失し、再出血を起こしていたためICUに転棟となりました。再度、内視鏡下でのクリッピングが行われ、5日目に内科病棟に戻りました。

　伊藤さんは今回のような出血は初めてであり、TK看護師は退院後の生活をどのように行っていくか、退院3日前に伊藤さんと話をしました。すでに標準的なパンフレットを使用した退院指導が実施されていたため、さらに3つのこと、出血を起こした体験、鎮痛薬の服薬、食事のとり方について関わろうと考えました。

> **ここがプロ！**
> 生命の危機状態を2回脱した患者に退院後の話をする場面です。一般的な生活指導はすでに終わっていますが、TK看護師は、退院が決まった今が、出血時の体験を聴くことができる安定した時期であると見極めています。

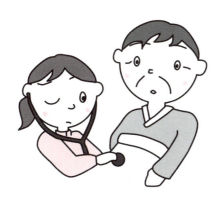

● 伊藤さんへの教育的関わり

場面1 再出血時の食事のとり方から今後の食事のとり方を考える

　最初に食事が開始されたとき、食事形態は一般流動食からすぐに5分粥に上がりました。治療上、珍しいことではありませんでしたが、改めて食事の献立を伊藤さんと一緒に確認しました。

　伊藤さんは「あのときは鶏肉が硬いなと思いました。よく噛んで食べたつもりですけど」と語りました。TK看護師は伊藤さんが出版社に勤めていることから、「いつも、食事はどのように食べていますか？」と聞きました。伊藤さんは「いつも忙しくて、早食いです。お昼は社員食堂で食べますが、時間がないものだから。それが癖になっているのか、家でも早食いだと妻に言われます」と語りました。TK看護師は、「5分粥であれば鶏肉も軟らかくしているのですが、伊藤さんに食事のとり方を、もっときちんとお伝えすればよかったなと思っています。今後、食事のとり方で、ご自分で工夫できることがありますか？」と聞きました。伊藤さんは、「噛む大切さを実感しました。自分の健康のためによく噛むようにします」と言いました。TK看護師は「それなら実行できそうですね」と伝えました。

ここが 落とし穴 ！

消化器疾患患者への食事指導は一般的に、「軟らかいものを食べる」「よく噛んで食べる」などを説明するのみで終わりがちです。患者の生活に沿って、食事のとり方などを聞いていきましょう。

ここが プロ ！

TK看護師が「食事のとり方を、もっときちんとお伝えすればよかった」と、自身の気持ちを伝えることで、患者は「心配をしてもらっている」「一緒に考えてもらっている」と感じることができます。

TKモデルを用いた解説

　TK看護師は食事のとり方について、退院を控えた伊藤さんとともにこれまでの生活を振り返り、今後どのようにしていけばよいかを検討しています。

　伊藤さんは、出血時の食事のとり方の体験を振り返ることで、「よく噛まないで食べる」という普段の生活での食事のとり方に気がつき、実行可能な「よく噛む」という具体的な行動を考えることができました❶。さらにTK看護師は「実行できそうですね」と伊藤さんの言葉を保証することによって、伊藤さんが「噛む」という行動そのものと「伊藤さんにとって噛むことの大切さ」を実感してもらう関わりをしています❷❸。

❶【教育的関わり技法】≪問いかけ技法≫
❷【教育的関わり技法】≪気づきを高める技法≫
❸【教育的関わり技法】≪自己決定を促す技法≫

場面 2 出血時の体験へ働きかけ、再出血時の対処につなげる

　TK看護師は今後、伊藤さんが出血を起こす可能性について医師に確認しました。医師は、今回の治療によって治癒したと考えられるが、食生活やストレスなどに気をつけて、継続した通院によるフォローが必要であると考えていました。

　TK看護師は、ショック状態になるほどの出血を2回起こしたことから、出血の前兆を伊藤さん自身が感じることができれば、もし出血が起こったとしても周囲の人に伝えるなど、早く対処できるのではないかと考えました。そこでTK看護師は、糖尿病患者を参考にしようと思いつきました。糖尿病患者は低血糖が起こるときの身体の兆候をよくわかっていて、「低血糖かな」と思ったときに早めに対処できるのです。

　そこで伊藤さんに、「低血糖前は背中の真ん中にスーと汗をかきます。発熱の汗のかき方とは違うので、すぐわかる」という糖尿病患者の体験話をし、出血前の徴候が何かなかったか、聞いてみました。伊藤さんは少し考えて、「食べた後、なんとなくだるいなと思いました。いつもと違う感じで肩が重いというか、仕事の疲れとも違う感じでした。そのうちにちょっとおかしいと思い、ナースコールを押しました。覚えているのはそこまでです」と語りました。

　TK看護師は「そのような体験だったのですね。ナースコールを押す前の『おかしいなあ』と思ったときの、身体の感覚はどうでしたか？」とさらに聞きました。伊藤さんは「おかしいなと思ったときの身体の感覚ですか？　やけに重ったるい感じでした。入院前に職場で意識を失ったときも同じ感じでした。『あっ』と思っているとすぐに

> **ここが プロ！**
> 出血時の身体感覚を思い出してもらうことで、次の出血に備えるというケアの中で、糖尿病患者の低血糖時の経験を活用している（モデリング）とともに、自身の看護経験も活用しています。

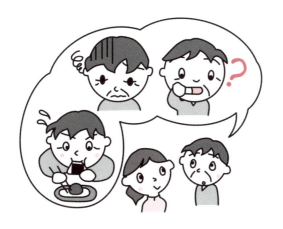

わからなくなってしまうんです。でも、言われてみれば重ったるい身体の感覚は残っています。何とも言えない嫌な感じで、何かに押されるような、重たい不安な気持ちになりました」と具体的に語りました。

TK看護師は、「その感覚です！ その感覚を覚えていて、もし今度そのようなことがあれば、『出血かもしれないから』と周囲の人に伝えれば、慌てず対応してもらえそうですね」と伝えました。伊藤さんは「『おかしいな』と思ったら、周囲の人に伝えることができそうです。実は、また出血したら怖いなあと思っていました。安心して出勤できます」と、ほっとした表情を見せました。

TKモデルを用いた解説

TK看護師は、伊藤さんにショックが起こったときの体験を振り返ってもらい、今後、早期に身体の徴候に気がつくことができるように、【教育的関わり技法】を活用しています。

まずは出血前の徴候を確認し❶、伊藤さんの気になっていることを聞き出します。次に伊藤さんに2回の出血時の身体感覚を語ってもらい、意識づけをしています。そして、もし出血が起こった際には、その身体感覚が活用できることを伝え返しています❷。

❶【教育的関わり技法】≪確認の技法≫

❷【教育的関わり技法】≪療養行動のフィードバックに関する技法≫

場面 **3** 出血性胃潰瘍の原因と服薬の必要性を一緒に考える

伊藤さんは40歳代のときにゴルフで腰を痛めてから、クリニックで鎮痛薬を処方してもらっていました。今回の出血性胃潰瘍の原因は鎮痛薬による医原性であることを伊藤さんに伝えると、「先生からも聞きました。ストレスが多いから胃潰瘍になったと思っていましたが、薬の影響ですね。そういえば、腰痛のために結構、痛み止めを飲んでいました」と語りました。

TK看護師は、伊藤さんは鎮痛薬が必要だと考えているが、併用のプロトンポンプ阻害薬（proton pump inhibitor：PPI）は内服していたのかと疑問に思いました。そこで、「痛み止めと一緒に出ている胃薬はどうされていましたか？」と確認しました。伊藤さんは「胃薬はいつも余ります。やはり一緒に飲まないといけないのですかね？」と聞

ここが 落とし穴 !

薬剤の話は看護師側から説明をすることが多いと思います。その際、患者に必要なものとして理解されているかの確認が必要です。

説明が患者の体験につながり、服薬が患者にとって意味のあることと実感してもらえることが重要です。説明イコール患者が理解したとは限りません。

168

いてきました。TK看護師が「胃薬はどのくらい余りますか？」と聞くと、伊藤さんは困ったように「痛み止めと一緒に内服するように言われていますが、食事の後などは平気かなと思い、ほとんど内服していなかったですね」と答えました。

看護師は、伊藤さんが鎮痛薬とPPIを併用する意味を理解しきれていなかったことを「ここが重要だ」と気づき、鎮痛薬により胃壁が虚血状態になって胃潰瘍を起こしやすくなるため、食後でもPPIが必須であることを伝えました。また、これまでは鎮痛薬の副作用予防であったが、今後は胃潰瘍を再発しないための治療薬としてPPIが処方されること、PPIは胃壁細胞の酸を産生するプロトンポンプそのものに作用し、酸をつくるのを直接止める働きがあることを説明しました。さらに、PPIの内服を中断すると1年以内に約70％が再発するというデータがあることも伝えました。

伊藤さんは真剣な表情で「自分で潰瘍をつくっていたようなものですね」「胃薬の意味がよくわかりました。確実に飲むようにします」と言いました。TK看護師は、伊藤さんが治療について理解したと判断し、「確実に飲むにはどうしたらよいですか？」と尋ねました。伊藤さんは「妻からピルケースを使うように言われていました。毎日、薬を補充すれば忘れずに飲むことができます」と答えました。

TK看護師は、伊藤さんの受け答えから医療者を活用する能力があると考え、病棟薬剤師と主治医に詳しい説明を依頼することを伝えました。伊藤さんは「わからないことは医師や看護師さん、薬剤師さんに確認します」と言いました。TK看護師はこの言葉から、自分の意図が伊藤さんに伝わったと感じました。

> **ここが プロ！**
> 医原性の胃潰瘍の原因が内服の仕方にあったことを伝えることで、今後の行動について、一緒に考える機会を作っています。

> **ここが プロ！**
> 患者の言葉から、看護師の意図することが伝わっていることを、確認することが重要です。

TKモデルを用いた解説

TK看護師が、伊藤さんがPPI併用の意味を理解しきれていないことに気づけたことが重要です。それによって、鎮痛薬内服時は食後であってもPPIが必須である、と伝えることができたからです。

伊藤さんは、鎮痛薬内服時にPPIを内服せず「自分で潰瘍をつくっていたようなものだ」と、今回の出血が起こった状況を理解することができました。伊藤さんが、PPIを内服していなかったことが出血性潰瘍につながったと腑に落ちた瞬間でした❶。

❶【病態・病状のわかち合いと合点化】

そのうえで、同じ PPI でも今度は潰瘍治療薬として胃酸を抑えるのが目的であり、これまでとは目的が違うことを伝え、伊藤さんの了解を得ることができました。伊藤さんが、自身の身体状況によって PPI 服薬の目的が違うことを理解することで、ピルケースの導入という変化が生まれました❷。

また TK 看護師は、伊藤さんが医師や薬剤師などの医療者を自ら活用できると判断し、多職種の関わりを支援しています。伊藤さんは、困ったときには誰に何を相談すればいいのかを学ぶことができました。

❷【教育的関わり技法】≪自己決定を促す技法≫

● 伊藤さんの変化

伊藤さんは 2 度の大出血を起こし、今後の生活への不安がありました。しかし、これまでの食事のとり方を振り返ることで、あまり噛まなかった自分の行動に気がつき、よく噛むという具体的かつ実現可能な方法を見出すことができました。また、出血時の身体感覚に働きかけられたことから、伊藤さんは、再度出血が起こった場合は素早く周囲の人に伝え、早く対処できる方法を考えることができました。

これまでの鎮痛薬および PPI の飲み方から、伊藤さんは「自分で潰瘍をつくっていた」ことに気がつき、PPI の有用性に気づくことができました。また、PPI が今後は潰瘍治療薬になるという意味の変換を了解することで、飲み忘れをしない方法について自ら考えることができました。

さらに、わからないことは自ら医療者に確認するという積極的な考えも持つことができ、伊藤さんはほっとした表情を見せ、安心して退院することができました。

資料

患者教育シナリオ

患者教育研究会では、「看護の教育的関わりモデル」を活用した実践イメージを具体的に伝える方法として、同じ事例に対して、ほんわかナース、熱血ナース、じっくりナースでのシナリオを作り、DVDを作成しました。教材として、ロールプレイなどで活用できるよう、シナリオを紹介します。

ほんわかナースは学生や新人に多いパターンで、優しく話は聞くけれど、個別の具体的な指導が未熟な看護師を想定しています。熱血ナースは、知識も技術も身につけ熱意をもって指導するけれど、患者の話は十分に聴かないで自分のペースで指導していく看護師を想定しています。じっくりナースは、PLCが身についていて患者の話を受け止めながら指導できる看護師、つまり私たちが推奨したい看護師を想定しました。シナリオに続いて、面談後の患者と看護師それぞれの感想をインタビューして掲載します。

患者紹介 **木村さん　30歳代男性　独身**
職　　業：製薬会社の営業（MR）
診断経緯：職場の健診で高血糖を指摘され、医療機関を受診し、2型糖尿病と診断される。
治療方法：食事療法（1,800 kcal/日）、運動療法の指示が出ている。外来の糖尿病教室を受けている。
生活習慣：朝食は食べない、昼・夕食は外食、週3〜4回はつき合いで飲酒する。
検査結果：血糖値 152 mg/dL（空腹時）、HbA1c 8.4%
　今回、1カ月に1回の受診に合わせて面接を行うことになったが、血糖コントロールは改善していない。

ほんわかナース編

木村さんがノックして部屋に入る。

木村　すみません。木村と申しますが、今日からこちらで面接をすると伺ったのですが……。

座っていた山内看護師が立ち上がる。笑顔で木村さんの顔を見ながらゆっくりと会釈と挨拶をする。

山内　木村直人さんですね。お待ちしていました。看護師の山内と申します。よろしくお願いします。

木村　あっ、よろしくお願いします。

山内看護師が木村さんに椅子を勧める。

山内 どうぞおかけください。

　木村さんが先に座ったことを確認した後、山内看護師も着席し、言葉を続ける。

山内 さっそくなんですけれども、今日の診察はいかがでしたか？

木村 ええ……前回もそうだったんですけど、先生から血糖値が下がっていなくて、このままだと薬を使わなくてはいけないから、もう少し頑張ってくださいって言われたんですよね……。

　山内看護師は木村さんの話をうなずきながら聴いている。

山内 ああそうですか。先生からもう少し頑張るように言われたのですね。うん、なかなか良くならないと心配ですよね。

木村 ええ、私も仕事で先生方とお話しする機会があるので、合併症のこととかはよくわかっているんですよ。でも、自分は独り者で食事を作ることがないし、朝食を食べる習慣もないから、1日3食、しかもバランス良くと言われても、そう簡単に変えるのは難しいんですよね。まあ仕事上、酒を飲む機会もあるので、自分なりには気をつけているんですけども……。

　山内看護師は木村さんの話をうなずきながら聴いている。

山内 いろいろと気をつけていらっしゃるんですね。木村さん、製薬会社にお勤めですし、糖尿病のことずいぶんお詳しいですね。

木村 まあ、糖尿病の方とお話をする機会があるので、自分でもいろいろと考えながらやるようにしているんですよ。まあ、カロリーを計算しながら食事をしたり、あと、今までの経験からこのくらいかなと思うメニューを注文したりとか、あっ、あと、飽和脂肪酸が多いものは避けたりしているんですよ。おかげで、中性脂肪とか脂質系の検査結果は改善しているんです。

山内 そうですか。データは改善しているのですね。……すごいですね。（驚きの表現）　それに、飽和脂肪酸なんて難しい言葉をご存知で……。驚きました。

木村 毎日のことなので続けるのがね、難しいんですけどね……。

山内 そうなんですよね……続けることが大変ですよね。

木村 はじめのうちは、カロリーを無視して食べたくなることもありましたけど、今では慣れましたね。うーん、でも、なんで血糖

値が下がらないのか自分でもよくわからなくて……。

山内　そうですね。でもよく努力されていると思います。これからも
継続（強調する意味でややゆっくり言う）ですよね。木村さんは
お若いですし、意思もお強いので、これからも続けられると信
じています。私も何かお役に立てることはないかと思っていま
すので、手伝えることがあったら、いつでも声をかけてくださ
いね。

木村　あっ……はい、わかりました……？　よろしくお願いいたしま
す。

面談後の感想

●木村さん

　やっぱり毎日のことですから、食事にしてもお酒にしても、簡単にはいかないんですよ。自
分でもどうしたらいいのかわからなくって、看護師さんに聞いたつもりだったんですけれど、
結局、具体的なことが聞けなかったので、このままで本当にいいのか正直不安です。
　でも、こちらの話を親身になって聞いてくれて、普段、自分が苦労しながらいろいろやって
いるのをわかってくれたのは嬉しかったです。まあ、次回まで自分なりに頑張ってみようとは
思います。

●ほんわかナース

　木村さんは、仕事柄忙しく大変だなと思いました。その中でも自分なりに頑張っておられる
ので、感心しました。看護師として私も応援しているとメッセージを伝えたいと思って、一生
懸命お話を聴きました。

熱血ナース編

　木村さんがノックして部屋に入る。

木村　すみません。木村と申しますが、今日からこちらで面接をする
と伺ったのですが……。

　座っていた都看護師が立ち上がる。笑顔で木村さんの顔を見ながら
ゆっくりと会釈と挨拶をする。

都　　木村直人さんですね。お待ちしていました。看護師の都です。
よろしくお願いします。

木村　あっ、よろしくお願いします。

　都看護師が木村さんに椅子を勧め、やる気満々の笑顔で応対する。

都 どうぞおかけください。

　木村さんが先に座ったことを確認した後、都看護師も着席し、言葉を続ける。

都 今日は木村さんの食事のことを中心にお話をしていく予定なんですが（自分でペースを作る）、その前に（一応聞いておこうという気持ち）、今日の診察はいかがでしたか？

木村 えーっと……前回もそうだったんですけど、先生から血糖値が下がっていなくて、このままだと薬を使わなくてはいけないから、もう少し頑張ってくださいって言われたんですよ。

都 血糖値が下がっていない、ふーん。（もしくはうーんと唸る様子）

　それはいけない、木村さんのためになんとかしなければと思う。とっかかる点が異なる。

都 この間、栄養士さんと面談してお聞きになったかと思うんですけど、木村さん、外食中心なんですよね。

　やや強い口調、あなたがいけないという様子。

都 外食だとカロリーが多くなりがちだし、もう少し注意したほうがいいですよね。普段どんなもの食べてます？

木村 そうですね……、まあ時間がないので麺類とか丼物が多いですけど……。

都 あー、忙しいんですね。それはわかりますよ。

　都看護師は木村さんの気持ちを聞いているつもりだが、押しつけ口調で話している。

都 でも（と強調）……、丼物はカロリーが多いし、食品分類表の表6が少ないから、あまり良くないですよ。表6ですが、野菜で言うと、1日300gはとることが必要なんですよー。定食だといろんな食品がとれるし、カロリーも調整できると思いますけどねー。

木村 うん、いや、まあ同僚と食事に行くことが多いんで、時間が気になってね。でも量は考えながら食べるようにしてますよ。

都 なるほどね、つき合いとか仕事がらみとか、木村さんくらいの方はよく言われるんですよ。

　やっぱりそうか、私の思った通りという気持ち。

都 でも、これ見てくれますか。

私の出番という気持ち、外食のカロリーブックを見せながら話を続ける。

都　　カツ丼だと893 kcal、天丼だと805 kcalって、こんなにカロリーが多いんです。でも……きつねうどんだと382 kcalって低くなるし、手早く食べられそうですよね！

　時間がない木村さんの状況を一応考慮し、手早く食べられるメニューを勧める。

木村　知ってますよ。丼物でも油物は控えるようにしてますし……。

都　　そうですか、ご存知なら、なおさら守っていただかないと……。

　知っているならなんで血糖が上がるのよ、という気持ち。木村さんの昼食はわかったが、なんで血糖が上がるのか。夕食についても聞いてみようと思う。

　いったん患者を認める。しかし看護師本位に会話を展開していく。

都　　では、木村さん、夕食はどうされているんですか？　お仕事、夜遅いんですよね。夕飯も外食ですか？

木村　あっ、はい。

都　　外食ですか。（昼も夜も……。大変だ、なんとかせねば、もしかするとお酒も飲むのでは）　それなら、お酒も飲まれますよね？　1日にどれくらいですか？

木村　そうですね……、だいたいビールをジョッキで2杯……その後はまちまちですけど、日本酒だと2、3合で……。まあでも、休肝日もちゃんとつくってますよ。

都　　ジョッキに2杯も！　お酒はねー、カロリーにすると結構高いんですよ。だ・か・ら・血糖値が下がらないのかもしれませんね。

木村　いや、お酒はカロリーが高いのはわかってますよ。でも仕事のつき合いもありますから……。

都　　それにしても、もう少し量を減らしたほうがいいと思いまけどねー。

木村　……。

　都看護師が私の出番という気持ちで話し始める。

都　　そこで私から提案があるんですけどね、セルフモニタリング

表っていうのがあるんですよ。

都看護師考案のセルフモニタリング表を見せながら続ける。

都 これは目標を設定して、その目標に沿った自分の行動を表に記入していくことで、客観的に振り返ることができるんですよ。木村さん、犬好きですよね？　外来の問診票で、運動は実家に帰ったときの犬との散歩って書いてあったので。ここに、わんちゃんのイラストも入れてるんですよ、楽しめるかなって思って！　あと目標なんですが、ステップバイステップ法っていうのがあって、一気に高い目標を設定するんじゃなくって、段階的に目標を設定していって、その目標をクリアして、最終目標に近づいていくって方法なんです。いいと思いません？

木村さんは仕方なさそうにセルフモニタリング表をめくり、見ている。

都 木村さんの場合、まずは、お酒を1日2単位にするっていう目標がいいと思うのですが、どうですか？

木村 ……。（閉口している）

都 木村さんならできますよ。頑張っていきましょう！

都看護師は元気満々の様子。

木村 はあ……。

面談後の感想

●木村さん

　まあ、看護師さんの言うこともっともですけれども、あんなふうに言われると正直むっとしますよね。自分の都合だけでメニューを選べないこともあるし、酒の席で他の人が飲んでいるのに自分だけ飲まないというわけにはいかないじゃないですか。そうすればいいのはわかっていますけれども。もう少しこちらの言い分を聞いてほしかったですよね。

　まあ、どうしたらいいのかは教えてもらったので、自分のことですからやってみようとは思いますが……。

●熱血ナース

　確かに、きつい言い方をしたかもしれません。でも、お若いですし、このまま行動変容がないと、薬剤を使わなくてはいけなくなりますし、今後のことを考えると、今きちんと言わなくてはいけない時期だと思いました。木村さんの場合、知識をお持ちなのにそれを生活の場にうまく統合できてないから、ご自身の生活を客観的に振り返りながら目標設定ができるように、セルフモニタリング法とステップバイステップ法を勧めてみました。

じっくりナース編

木村さんがノックして部屋に入る。

木村 すみません。木村と申しますが、今日からこちらで面接と伺っ
たのですけれども……。

座っていた堀井看護師が立ち上がる。表情は笑顔で木村さんの顔を
見ながらゆっくりと会釈と挨拶をする。

堀井 木村直人さんですね。お待ちしていました。

堀井 こんにちは。看護師の堀井と申します。どうぞよろしくお願い
いたします。

木村 あっ、よろしくお願いします。

堀井看護師が木村さんに椅子を勧める。

堀井 どうぞおかけください。

木村さんが先に座ったことを確認した後、堀井看護師が着席し、言
葉を続ける。

堀井 さっそくですけれども、これから診察の日に合わせて、木村さ
んと一緒に糖尿病のこととか生活のことについて、一緒に考え
たいと思います。どうぞよろしくお願いします。

木村 よろしくお願いします。

堀井看護師は少し間を置いた後で話し始める。

堀井 ところで、今日の診察はどうでしたか？

木村 ええ…はい、前回もそうだったんですけど、先生から血糖値が
下がっていなくて、このままだと薬を使わなくてはいけないか
ら、もう少し頑張ってくださいって言われたんですよね……。

堀井看護師は、終始うなずきながら聴いている。

堀井 良くならないと心配ですよね。あの、カルテでちょっと見たん
ですけれども、先日、糖尿病教室を受けていますよね、いかが
でした？

木村 はい、ああ、割と知っていることのほうが多かったですかね。
でも、私は独り者で、食事を作ることもないし、朝食を食べる
習慣もないから、1日3食、しかもバランス良くと言われて
も、そう簡単には変えられないんですよ。まあ仕事上、お酒を
飲む機会が多いんで、自分なりには気をつけてはいるんですけ

れど……。

　堀井看護師は、終始うなずきながら聴いている。

堀井　そうですか。ご自分で気をつけてらっしゃるんですね。あの
　　　……お酒の機会が多いということなんですけれども、私も多い
　　　ので、とてもよくわかります、はい。それで、どういうところ
　　　に気をつけてらっしゃるんですか？

木村　食事に関して言うと、私は1日1,800kcalなので、1食の
　　　カロリーをだいたい600くらいにするようにしてるんです。
　　　あと、飽和脂肪酸が多いものは避けたりとか、おかげで、中性
　　　脂肪とか脂質系の検査結果は改善しているんですよ。

堀井　ずいぶん具体的ですね。（カルテを見て）ああ、本当に検査結果
　　　がとても良くなっていますね。それで、飽和脂肪酸とおっ
　　　しゃっていましたが、どのようなものに気をつけていらっしゃ
　　　るんですか？

木村　私は……もともと肉がとても好きで、ほとんど毎日食べていた
　　　んですけど、やはりカロリーが気になるので、週3回程度に
　　　して、なるべく脂身が少ないものを選ぶようにしているんで
　　　す。

堀井　うーん、素晴らしいですね。毎日の食事の中でカロリーをコン
　　　トロールしているんですね。なかなかそう言える人は少ないの
　　　で、とても素晴らしいと思いました。ところで、お仕事は夜遅
　　　いんですか？

木村　はあ、そうですね。

堀井　お夕食はどうなさっているんでしょうか？

木村　うん、つき合いがあるからほとんど外食ですね。まあ、良くな
　　　いとは思うんですけど、お酒も入ります。

堀井　お酒の席も大切ですもんね。週にどのくらい機会があるのです
　　　か？

木村　そうですね。平均すると3、4回でしょうか。量は……だいた
　　　いビールをジョッキで2杯、その後はまちまちですけど、日
　　　本酒だと2、3合、ウイスキーだとダブルで3杯ぐらいです
　　　か。自宅だとビールを2本、500mLです。ただ、日曜日だ
　　　けは飲まないようにしているんですよ。

堀井　休肝日もつくってらっしゃるんですね、木村さんがご自分の身体のことを大切に思っていることがよくわかりましたので、この本を見ていただきたいですね。

　　木村さんと一緒に本を見ながら話を続ける。

堀井　こちらなんですけれど、今、ビールを2本とおしゃっていたので1,000 mLなんですね。カロリーにしますと400 kcalになるんですね。

木村　ああ……やっぱりアルコールは高いですよね。カロリーが高いっていうのは知っていたんですけども、あんまり耳にしたくなかったので、目をそらしていたところがあるんです。

堀井　ええ、こちらをご覧いただきたいんですけれど、ビールだと200 mLで1単位ですが、日本酒だと70 mLで1単位、ウイスキーですと30 mLで1単位なんですね。

木村　ビールより、日本酒やウイスキーのほうが相当カロリーが高いということですよね。

堀井　そうなんですよ。（ここで強調する）　いろいろ方法があると思うのですけれども、まずは種類に気をつけるということもあると思うのですね。

木村　でも、やっぱり酒の量自体を減らさないと、なんともなりませんよね。……わかりました。まず自宅で飲むビールはやめようと思います。急には難しいと思いますけれど……、飲む日でも1日1本にして、後、外で飲むときはビールだけにするということで、どうですかね？

堀井　そうですね。では、そうしてみましょうか。

木村　ええ

堀井　それで、来月の血糖値の変化を見て、また一緒に考えましょう。

木村　はい。これで……少しはね、良くなってくれるといいんですけれども……。

堀井　ええ。木村さんは、食事のカロリーもコントロールできましたので、きっと大丈夫ですよ。また来月、お話を伺わせてくださいね。

木村　はい、わかりました。よろしくお願いします。

堀井 よろしくお願いします。

面談後の感想

●木村さん

　今回、初めての面接でしたので、どのようなことを言われるか若干不安だったのですけれど、こちらの思いや生活をよく考えてくれているんだなあと思いました。

　自分は外食や酒を飲む機会がどうしても多いので、糖尿病には良くないっていうことは常々頭にあるのです。でもその中で頑張っていることがあるんですよ。それをわかってもらえたのが嬉しかったです。

　次までの目標も見えましたし、頑張ってみようと思います。

●じっくりナース

　木村さんは糖尿病に対する知識は持っており、MRという仕事柄、プライドもあると感じました。独身で食事やつき合いのお酒が多く、ご自身も大変な思いをされていると思うのです。だから、その生活と思いを理解することが大切だと思いました。仕事柄一番ご苦労されているのはお酒のことであり、また、改善できそうかなとあたりをつけていました。

　でも木村さんなりにとても努力されていることもわかったので、その努力を認めることが大切だと思いました。話をしていて木村さんは、ご自身で管理できる人だと感じました。1つお酒のことで自信がつけば次の行動につながると思いました。そのきっかけを作れるといいなと思いました。

索 引

※太字は「看護の教育的関わりモデル」の概念・要素名とその定義のページを示しています。

あ行

あたりをつける技法 ● **62**, 102, 156
アルツハイマー病 ● 96
意思決定 ● 138
易怒性 ● 97
インスリン注射 ● 86, 94
インフォームド・コンセント ● 136
うつ病 ● 78

か行

か
概念 ● 10
　　——間の関係 ● 17
確認の技法 ● **62**, 147, 163
家族の協力 ● 99
合点化 ● 45
　　——のプロセス ● 46
がん患者 ● 136
看護職者が心を開く技法 ● **61**, 146
看護の教育的関わりモデル Version 8.0 ● **14**
患者教育研究会 ● 8
患者教育専門家として醸し出す雰囲気 ● **65**,
　　78, 95, 110, 119, 136
患者に合わせた伝え方 ● 50
感情 ● 74
がん疼痛 ● 146

き
聴く姿勢を示す ● **69**, 78, 137
毅然とした態度を示す ● **71**
気づきを高める技法 ● **63**, 163
基盤作り技法群 ● **61**
教育的関わり技法 ● **60**, 78, 94, 102, 111, 129,
　　136, 146, 156, 163
協同探索技法群 ● **61**
共鳴 ● 30
筋萎縮性側索硬化症 ● 155

く
具体的な手段としての技法 ● **63**
繰り返す話題 ● 105

け
血液透析 ● 104, 110
血糖コントロール目標 ● 82
謙虚な態度である ● **68**

こ
行為 ● 74
行動の捉え方 ● 74
個人的な気持ちを話す ● **69**
こだわり ● 111
コミュニケーションツール ● 155

さ行

さ
在宅酸素療法 ● 128
作業療法士 ● 160

し
思考 ● 74
自己決定を促す技法 ● **63**, 111, 136, 137, 163,
　　164
自己表現の機会を保障する技法 ● **61**, 94
自尊感情 ● 97
出血時の身体感覚 ● 168
出血性胃潰瘍 ● 163
食事療法 ● 80
心筋梗塞 ● 118
信じる ● **68**, 79
腎臓病 ● 102
心配を示す ● **67**, 110, 136, 137

す
水分管理 ● 110

せ

生活 ● 37
　——者 ● 36
　——者としての事実とその意味 ● 41，86，
　　95，102，111，119，129，136，147，155
　——の再構築 ● 119
精神発達遅滞 ● 78

そ

尊重する ● 68，78，79，95，137

た行

た

対象者の生活 ● 36
対象者の変化 ● 75

ち

直感的解釈 ● 25
直感の教育 ● 30
治療の看護仕立て ● 52，86，95，111，147，156

と

問いかけ技法 ● 62，146，147，156，163
透析導入 ● 102，110
疼痛コントロール ● 149
とっかかり／手がかり言動 ● 25
　——とその直感的解釈 ● 26，78，86，94，
　　102，110，118，128，136，146，155
　——の例 ● 28
共に歩む姿勢を見せる ● 70，79，110，119，136
取り組み支援技法群 ● 63

な行

人間観 ● 17
人間性の尊重 ● 66
認知症 ● 94

熱意を示す ● 70

は行

話を聴く技法 ● 62，147
非言語的サイン ● 27
筆談 ● 149
病態・病状のわかち合いと合点化 ● 45，102，
　119，128，156，164

ま行

慢性閉塞性肺疾患 ● 128

や行

ユーモアとウイットを言う ● 71
呼び水技法 ● 61，146
寄り添い技法 ● 61，103

ら行

療養行動のフィードバックに関する技法 ● 63，
　79，111，163
療養方法の提案に関する技法 ● 63，78，129，
　137
リラックスできる空間を創造する ● 69，110
レスキュー・ドーズ ● 146

わ行

わかち合い ● 39

数字・欧文

2型糖尿病 ● 78，86，94
ALS ● 155
COPD ● 128
PLC ● 66，78，95，110，119，136
TK 看護師 ● 6
TK モデル ● 14

183

熟練看護師のプロの技見せます！　慢性看護の患者教育
－患者の行動変容につながる「看護の教育的関わりモデル」

2018年1月1日発行　第1版第1刷

編　集　河口 てる子
発行者　長谷川 素美
発行所　株式会社メディカ出版
　　　　〒532-8588
　　　　大阪市淀川区宮原3－4－30
　　　　ニッセイ新大阪ビル16F
　　　　http://www.medica.co.jp/
編集担当　鳥嶋裕子
装　帳　森本良成
本文デザイン　添田はるみ
印刷・製本　株式会社シナノ パブリッシング プレス

© Teruko KAWAGUCHI, 2018

本書の複製権・翻訳権・翻案権・上映権・譲渡権・公衆送信権（送信可能化権を含む）は、（株）メディカ出版が
保有します。

ISBN978-4-8404-6484-0　　　　　　　　　　　　　　　　　　　Printed and bound in Japan

当社出版物に関する各種お問い合わせ先（受付時間：平日9：00～17：00）
●編集内容については、編集局 06-6398-5048
●ご注文・不良品（乱丁・落丁）については、お客様センター 0120-276-591
●付属のCD-ROM、DVD、ダウンロードの動作不具合などについては、デジタル助っ人サービス 0120-276-592